4j.

D1258189

DIABÈTE

L'APPROCHE NATURELLE

DIABÈTE

L'APPROCHE NATURELLE

Pat Harper, R.D., Richard Laliberté
et William A. Petit Jr., M.D.

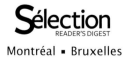
Sélection
READER'S DIGEST

Montréal ▪ Bruxelles

ÉQUIPE DE SÉLECTION
DU READER'S DIGEST
(CANADA) SRI

CONSULTANT POUR LA VERSION
EN LANGUE FRANÇAISE
Frédéric Denhez

VICE-PRÉSIDENCE, LIVRES
Robert Goyette

RÉDACTION
Agnès Saint-Laurent

DIRECTION ARTISTIQUE
Andrée Payette

LECTURE-CORRECTION
Madeleine Arsenault

TRADUCTION
Paulette Vanier

INDEX
Danièle Blais

THE READER'S DIGEST
ASSOCIATION INC.

PRÉSIDENT ET
CHEF DE LA DIRECTION
Robert E. Guth

PRÉSIDENT EXÉCUTIF, ET
PRÉSIDENT AMÉRIQUE DU NORD
Dan Lagani

VICE-PRÉSIDENTE EXÉCUTIVE ET
PRÉSIDENTE, ALLRECIPES.COM
Lisa Sharples

VICE-PRÉSIDENTE EXÉCUTIVE,
EUROPE, ET MARKETING
GLOBAL
Dawn Zier

Diabète, l'approche naturelle est l'adaptation de
All-new, all-natural approach to beating Diabetes

Copyright © 2006 The Reader's Digest Association, Inc.
Copyright © 2006 The Reader's Digest Association Far East Ltd.
Philippine Copyright 2006 The Reader's Digest Association Far
    East Ltd.

Tous droits de traduction, d'adaptation et de reproduction, sous
quelque forme que ce soit, réservés pour tous pays.

Sélection du Reader's Digest et Reader's Digest sont des marques
déposées de The Reader's Digest Association, Inc., White Plains,
New York, États-Unis.

Pour obtenir notre catalogue ou des renseignements sur les
autres produits de Sélection du Reader's Digest (24 heures sur
24), composez le 1 800 465-0780

Vous pouvez également nous rendre visite sur nos sites Internet à
www.selection.ca et www.readersdigest.be/fr

Copyright © 2012 Sélection du Reader's Digest (Canada) SRI
1100, boulevard René-Lévesque Ouest
Montréal, QC H3B 5H5

Copyright © 2012 NV Reader's Digest, SA
20, boulevard Paepsem
1070 Bruxelles, Belgique
Dépôt légal en Belgique : D-2012-0621-30

ISBN 978-1-55475-092-4

Avis aux lecteurs
L'information fournie dans ce livre ne peut remplacer un
traitement médical ni être utilisée pour modifier celui-ci,
sans la recommandation de votre médecin.

Crédits
COUVERTURE : grande photo : Ojo Images, Getty ;
    petites photos : Radius Images, Getty ; wavebreakmedia ltd,
    Shutterstock ; RD.
PHOTOGRAPHIE DES RECETTES : Sang An, David Bishop, Beatriz daCosta,
    et Elizabeth Watt
PHOTOGRAPHIE DES EXERCICES : Cara Howe/StudioW26
PHOTOGRAPHIES DES PERSONNES — CAS VÉCUS : Jason Cohn

Imprimé en Chine

11 12 13 14 / 5 4 3 2 1

Remerciements

Je tiens à remercier, à l'université de Pittsburgh : Davis Kelley, M.D., chercheur principal, pour sa vision, ses conseils et son soutien ; Cindy Kern, R.N., coordonnatrice de projet, pour ses compétences organisationnelles, son professionnalisme et sa constante attention aux détails et Juliet Mancino, M.S., R.D., pour ses compétences de conseillère et son expertise d'éducatrice du diabète. Je remercie également Judy Arch, R.D. et Anne Matthews, M.S., R.D. pour leur soutien durant cette étude.

Je remercie aussi les personnes suivantes qui m'ont aidée dans la rédaction de ce livre : Nancy Wright, experte en exercices et propriétaire de *The Wright Fit*, pour sa créativité et son talent à structurer les recommandations d'activités physiques, ainsi que Charlene Rainey, de *Food-Nutrition Research, Inc.*, pour sa grande perspicacité. Je souligne la contribution remarquable de mon coauteur, Richard Laliberté, dont la persistance, la patience et le talent de rédacteur ont permis la concrétisation de ce livre.

J'aimerais adresser des remerciements tout spéciaux aux personnes qui se sont portées volontaires pour l'étude *DO IT*. Leur détermination à perdre du poids en changeant leur alimentation, en augmentant leur niveau d'activité physique et en adoptant un mode de vie plus sain fut d'une grande inspiration pour moi.

Pat Harper, R.D., M.S.

Ce livre est une œuvre collective, et je lève mon chapeau à mes fantastiques partenaires, Pat Harper et Marianne Wait. Pat est le genre de personne à avoir à ses côtés lorsqu'on s'attaque au diabète de type 2. Grâce à sa chaleur, son expérience et ses compétences en recherche, elle obtient des résultats extraordinaires sans jamais oublier l'attrait des biscuits aux brisures de chocolat !

Marianne, en insistant pour que nous donnions constamment des conseils clairs et renouvelés, nous a gardés sur la bonne voie. Son dévouement et ses normes élevées ont permis d'atteindre les meilleurs résultats possible. Je remercie aussi notre conseiller médical, William Petit, M.D., qui a clarifié certains aspects et s'est assuré de la sécurité de notre plan.

Toute ma reconnaissance à ma femme, Rachelle, et à nos enfants, Jordan et Marissa, qui ont supporté plusieurs mois d'échéances dans la bonne humeur, et qui, comme moi, ont été amenés à regarder d'un œil plus critique les enjeux alimentaires dans une cuisine familiale.

Richard Laliberté

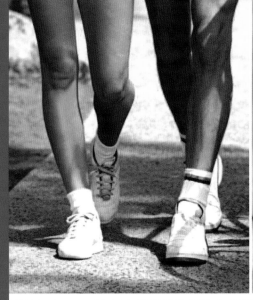

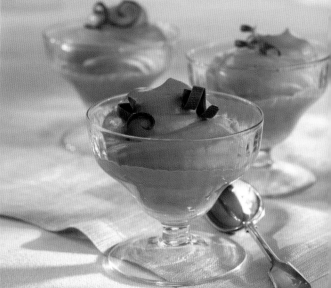

table des matières

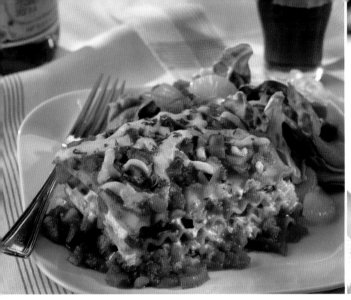
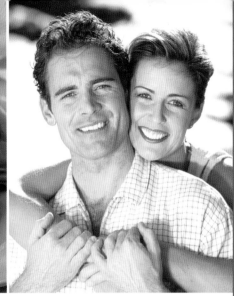

Introduction

PETITS PAS, GRANDS RÉSULTATS

À titre d'éditeur du magazine le plus lu au monde et d'éditeur de livres sur la santé pour le grand public, Sélection du Reader's Digest s'est senti, il y a quelques années, dans l'obligation de s'attaquer au plus grand danger pour la santé des Occidentaux : l'obésité. Nous avons alors réuni un groupe de médecins, de diététistes et d'auteurs du domaine de la santé pour concevoir un programme de perte de poids que nous croyons être le plus judicieux, efficace et sécuritaire de tous.

C'est le fameux programme *ChangeOne* qui a aidé des centaines de milliers de personnes à perdre du poids en toute simplicité et sécurité et, nous le souhaitons, pour de bon. Sa prémisse est claire : réussir un changement modeste à la fois représente la meilleure façon de connaître un grand succès. Plutôt que de changer d'un coup vos habitudes alimentaires, d'exercice et de gestion du stress – comme vous le proposent de nombreux programmes – avec *ChangeOne*, vous acquérez une nouvelle compétence à la fois, vous la mettez en pratique jusqu'à ce qu'elle devienne une habitude avant de passer à la suivante. Ces changements sont faciles, sains et durables.

Nous avons immédiatement compris que ce message s'étend à d'autres sujets relatifs à la santé. Il était donc logique que nous nous tournions vers une autre menace : l'épidémie de diabète. Près de 3 millions de Canadiens et plus de 450 000 Belges sont diabétiques.

Contrairement à d'autres maladies chroniques, le diabète de type 2 est lié de près au mode de vie et à l'alimentation. En fait, plus nous avancions dans l'édition de ce livre, plus il apparaissait évident que l'on peut diminuer sa glycémie rien qu'en modifiant son alimentation et en bougeant plus.

L'une des plus impressionnantes études que nous ayons consultées, conduite par la faculté de médecine de Pittsburgh, aux États-Unis, nous a appris que la glycémie de patients atteints du diabète de type 2 avait diminué de 25 %, simplement en suivant un programme pour perdre du poids. Ce programme n'imposait pas de diète, ni de compte de glucides, ni de but à atteindre en matière de gras ou de glucides, ni même d'aliments interdits. Le concept était d'adopter un mode de vie et non de suivre un régime.

Avec *DIABÈTE, l'approche naturelle*, vous perdrez jusqu'à 10 % de votre poids avec le programme 10 %. Vous n'y arriverez pas en bannissant des groupes alimentaires ou en vous privant de collations et de desserts. Vous suivrez plutôt l'approche visuelle de l'assiette, une méthode qui vous permet de diminuer les calories, tout en mangeant des aliments savoureux. Mieux encore, tout est permis, bien que vous deviez manger certains aliments en quantité limitée ou apprêtés différemment. Vous pourrez même manger 18 aliments «catastrophes».

Parce que l'exercice est vital, vous suivrez le programme de marche 5, qui ajoute 5 minutes de marche par jour au bout d'une semaine. Vous pratiquerez des exercices de relaxation et adopterez d'autres trucs du mode de vie (comme dormir plus, et vous faire masser) pour diminuer votre glycémie de façon naturelle.

La nouvelle technique naturelle pour vaincre le diabète est une méthode à laquelle vous pouvez vous rallier pour la vie. Ce seul avantage la place loin devant les diètes faibles en glucides à la mode, mais auxquelles il est difficile d'adhérer longtemps parce que trop restrictives. Et elle est efficace, tellement qu'elle pourrait vous aider à diminuer votre dose de médicaments contre le diabète, sous la supervision de votre médecin.

Mieux encore, les progrès accomplis avec le programme 10 % aideront votre organisme à devenir moins insulinorésistant – ce qui, dans les faits, constitue une réversion partielle du diabète (il n'y a pas de cure définitive). Plus que tout, vous diminuerez grandement les risques de complications, telles les maladies cardiaques, les neuropathies, l'insuffisance rénale, et les affections oculaires graves, dont la cécité.

Si vous pouvez modifier une petite habitude aujourd'hui, puis une autre demain, vous pouvez vaincre le diabète. Accomplissez la première étape de ce programme et faites un premier pas vers un futur plus sain, plus heureux et rempli d'énergie.

La rédaction

nat

urel

(na•tu•rel) a*djectif*

1. Ce qui est conforme aux lois de la
nature ou déterminé par celle-ci.

2. Ce qui n'est pas acquis : INNÉ.

3. Sans recours aux médicaments. C'est
le sens que *nous* donnons à ce mot
dans ces pages. Croyez-le ou non, il
est possible de réguler son taux de
sucre sanguin de manière naturelle.

CHAPITRE 1

L'approche naturelle

introduction

AU PROGRAMME 10 %

Si vous avez ouvert ce livre, c'est que vous, ou un être cher, souffrez du diabète ou êtes dans un état prédiabétique et souhaitez maîtriser la maladie. Que ce soit pour diminuer votre dépendance aux médicaments, retarder le moment où vous devrez en prendre ou simplement savoir que vous prenez tous les moyens pour réguler votre glycémie et prévenir les complications graves, *Diabète, l'approche naturelle* vous aidera à prendre en charge votre diabète de type 2.

Vous découvrirez dans ces pages notre programme 10 %, une approche remarquablement efficace pour combattre le diabète. Il est possible, si vous suivez bien ce programme, que votre glycémie (taux de sucre sanguin) baisse de 25 %, ce qui a de quoi impressionner.

En outre, le programme stimulera la réponse de vos cellules à l'insuline et tout votre organisme en bénéficiera, sans compter qu'il est sans danger. Voilà l'occasion de reprendre votre santé en mains.

Contrôle de la glycémie : une approche naturelle

Quand on souffre du diabète de type 2, le principal objectif est de contrôler son taux de sucre sanguin. C'est le meilleur moyen de se protéger contre la maladie, en particulier les complications telles que les affections graves de l'œil et du rein. Vous diminuez aussi le risque de cardiopathie et d'AVC (accident vasculaire cérébral) qui est de deux à quatre fois plus élevé chez les diabétiques. Vraisemblablement, vous allez vivre plus longtemps. Et surtout, vous allez mieux gérer votre état de santé au quotidien.

Mais *comment,* demanderez-vous, faire baisser le taux de sucre sanguin? Bien sûr, il existe des médicaments à cet effet et vous devrez peut-être en prendre. Cependant, l'alimentation constitue un excellent moyen d'y parvenir et de ralentir la progression de la maladie. Qu'il s'agisse de compter les grammes de glucides qu'on ingère tout au long de la journée ou de tenir compte de l'indice glycémique des aliments avant de les consommer, les méthodes proposées sont nombreuses et parfois complexes. Mais, à notre avis, il n'y a aucune raison de devoir faire des recherches exhaustives sur un aliment avant de le consommer, ou de noter dans un cahier spécial tout ce qu'on ingurgite.

Dans ce livre, nous proposons une approche plus simple qui, par conséquent, augmentera vos chances de réussite. Car, on sait que plus une méthode est complexe et demande du temps, de l'attention et de la planification, plus il est difficile de s'y tenir à long terme.

En vérité, ce sont les petits changements apportés au quotidien qui permettent d'obtenir des résultats significatifs : par exemple, en modifiant ce que vous mangez à midi ou durant les publicités des émissions de télé : le grignotage tue le pancréas à petit feu. Poursuivez votre lecture et vous découvrirez comment ces petits changements peuvent vous permettre de contrôler votre diabète.

bienfaits additionnels

En plus d'abaisser votre glycémie et de combattre le diabète, la perte de poids permet de prévenir de nombreux autres problèmes de santé, entre autres :

- hypertension artérielle
- cardiopathies
- AVC
- maladie vésiculaire
- douleurs articulaires
- apnée du sommeil
- arthrite
- problèmes hormonaux
- cancer du sein
- cancer du côlon
- cancer de la prostate
- cancer du rein

UN PROBLÈME LOURD À PORTER

Près de 90 % de ceux qui souffrent du diabète de type 2 sont en surpoids.

L'obésité est d'aileurs le principal facteur de risque de diabète. On ne s'étonnera donc pas que la mesure la plus importante dans la lutte et dans la prévention contre cette maladie consiste à perdre du poids.

Mais en quoi le poids est-il lié au diabète ?

Voyez le surplus de graisse corporelle comme un contaminant qui entrave la bonne distribution du carburant dans votre organisme. Le glucose, ou sucre sanguin, est le carburant qui l'alimente. Normalement, ce sucre, qui est fourni par les aliments, est acheminé sans mal aux cellules du corps par le biais du système sanguin. Cependant, en libérant des acides gras libres dans le sang, la graisse corporelle contrecarre ce processus.

Les acides gras libres exercent au moins deux effets indésirables. D'une part, à leur contact, les cellules ignorent en quelque sorte la présence du glucose, qui reste alors dans le sang, cause directe du diabète. D'autre part, les acides gras incitent le pancréas à produire moins d'insuline, hormone dont les cellules ont besoin pour absorber le glucose. En plus de jouer un rôle pathologique dans le diabète, ces deux effets réunis contribuent à l'hypercholestérolémie (taux de cholestérol élevé), à l'hypertension artérielle, à l'élévation des taux de triglycérides (une autre catégorie de gras sanguins) et à d'autres problèmes qui mènent à la cardiopathie.

Perdre du poids, c'est comme purger le système d'alimentation de carburant dans votre organisme de sorte que celui-ci puisse utiliser l'énergie de manière plus efficace. Moins vous avez de graisse corporelle, moins il y aura d'acides gras libres dans votre système sanguin et plus votre glycémie sera basse.

Le programme 10 %

Combien de kilos devez-vous perdre pour faire baisser votre taux de sucre sanguin ? Quinze ? Dix-huit ? Plus ? C'est simple : 10 % de votre poids actuel. C'est peu, n'est-ce pas ? À titre de comparaison, 10 % d'une heure, cela correspond à 6 minutes et le dixième d'une pizza équivaut à une tranche. Si vous pesez 90 kg, ces mêmes 10 % correspondent à aussi peu que 9 kg.

Petit glossaire du diabète

Voici quelques termes à connaître ainsi que leur définition :

Diabète de type 2. La forme de diabète la plus fréquente. Il compte pour 95 % de tous les cas. À la base, les cellules ne peuvent absorber suffisamment de glucose, si bien que ce dernier reste dans le sang. De plus, le pancréas n'arrive pas à produire assez d'insuline, et cette hormone peut également être inefficace. On risque alors des complications graves : cardiopathie, hypertension artérielle et lésions oculaires, rénales et nerveuses. Autrefois appelé « diabète des adultes », ce diabète se manifeste de plus en plus souvent chez les enfants, probablement parce qu'ils sont de plus en plus nombreux à faire de l'obésité.

Glucose. Ou sucre sanguin. Principale source d'énergie de l'organisme, il est élaboré par les plantes et passe ensuite dans la chaîne alimentaire. Son accumulation dans le sang rend ce dernier plus collant ; en conséquence, l'organisme est privé d'oxygène et de nutriments, les globules blancs arrivent mal à combattre l'infection, et le risque de formation de caillots sanguins s'accroît. En outre, le glucose se fixe sur les protéines de l'organisme et altère leurs fonctions.

Insuline. Hormone produite dans le pancréas qui se comporte comme une clé, c'est-à-dire qu'elle « déverrouille » les cellules pour laisser le passage au glucose. En cas de diabète de type 2, le pancréas n'arrive pas à répondre à la demande en insuline de l'organisme.

Insulinorésistance. Diminution de la réponse des cellules à l'insuline. En stimulant l'insulinosensibilité des cellules, on peut contrer cette résistance et accroître les effets de l'insuline.

Glycémie à jeun. Quantité de glucose dans le sang à l'issue d'une période de jeûne (ni solide ni liquide) d'au moins huit heures avant l'analyse. Une glycémie de 7,0 mmol/l ou plus indique qu'on est en présence de diabète.

Hémoglobine HbA1c ou hémoglobine glyquée. Valeur en pourcentage (%) de l'hémoglobine totale, établie sur une période de quelques mois. Elle permet de mesurer la quantité de sucre qui s'est fixé sur l'hémoglobine, protéine des cellules qui transportent l'oxygène. Une valeur de plus de 9 indique qu'il est nécessaire d'intervenir ; un résultat de 7 est acceptable mais, idéalement, ce taux devrait être de moins de 6.

Et pourtant, cette légère perte de poids et la baisse consécutive de votre glycémie auront pour effet d'améliorer instantanément votre état. Ainsi, vous n'éprouverez plus l'agitation associée aux fluctuations du taux de sucre sanguin et aurez plus d'énergie. De plus, à long terme, vos risques de souffrir des complications du diabète – mauvaise circulation, lésions rénales – diminueront sensiblement. Enfin, votre taux de cholestérol et votre pression artérielle diminueront, de même que le risque de cardiopathie.

Mais pourquoi viser 10 %? D'abord, parce que c'est un but relativement facile à atteindre, comme le confirment la plupart des programmes instaurés dans les hôpitaux et universités, et ce résultat peut être atteint en six mois. Mais surtout, parce que cette perte de poids de 10 % suffit à faire baisser le taux de sucre sanguin.

Les résultats d'études indiquent que la perte de 10 % de poids corporel a des effets importants, non seulement chez les sujets en surpoids, mais spécifiquement chez ceux qui souffrent de diabète de type 2.

Lors d'une étude, menée à l'école de médecine de l'université de Pittsburg, aux États-Unis, les participants s'étaient fixé comme but de perdre 7 % de leur poids et de ne pas reprendre les kilos perdus dans l'année qui suivait l'étude. Il y avait ceci de particulier à cette étude, c'était que les sujets *n'étaient pas contraints à un régime structuré : ni décompte de glucides, ni substitutions, ni suppression d'une groupe alimentaire (par exemple, suppression des lipides ou des glucides), ni bannissement d'un aliment en particulier n'étaient au programme.* Le concept mis de l'avant était celui-ci : plutôt que de suivre un régime, qu'on s'empresserait d'abandonner, il fallait viser à adopter un nouveau mode de vie.

Au bout de six mois, les sujets avaient perdu en moyenne 10 % de leur poids, dépassant ainsi largement leur objectif initial. Quant aux effets sur leur glycémie, ils étaient encore plus importants. Ces résultats sont tellement extraordinaires que nous avons décidé d'établir le programme 10 % en le fondant sur l'approche des chercheurs de l'étude.

DES RÉSULTATS REMARQUABLES

On avait donné aux sujets de l'étude, baptisée Diabetes Obesity Intervention Trial ou DO IT (Faites-le!), quelques règles diététiques à respecter. Ensuite, libre à eux de choisir les aliments qu'ils voulaient consommer. Toutes les semaines, une diététiste (diététicienne) les conseillait sur la manière de modifier leurs repas et leurs collations pour qu'ils soient un peu plus sains. Il s'agissait d'améliorer leurs habitudes alimentaires petit à petit sans les forcer à transformer radicalement leur alimentation. C'est ce que nous comptons vous aider à faire dans ce livre.

Autre élément important de l'étude : l'exercice physique. Encore une fois, le but ne consistait pas à faire suivre aux sujets un programme structuré, mais plutôt à les inciter à intégrer l'activité physique dans leur vie de tous les jours, en commençant par quelques minutes de marche pour en augmenter graduellement la durée.

Pendant six mois, les sujets ont mené une vie normale tout en essayant d'appliquer les principes du programme. Puis, on les a soumis à une série d'analyses et d'évaluations en clinique comme on l'avait fait au début de l'étude. On leur a fait notamment passer un test d'insulinorésistance, qui consiste à évaluer le degré d'utilisation de l'insuline par les cellules. À l'heure actuelle, cet outil est réservé aux recherches médicales ; les médecins ne peuvent donc le prescrire à leurs patients lors d'une consultation normale. Quoiqu'il en soit, au bout de six mois, les sujets ont de nouveau subi la série d'analyses. Les résultats se sont avérés spectaculaires. En respectant les consignes simples qui leur avaient été données, les sujets :

● ont perdu en six moix 10 % en moyenne de leur masse corporelle, dépassant l'objectif de 7 % qu'ils s'étaient fixé ;

● n'avaient pas repris de poids à la fin de l'année qu'a duré l'étude. Malgré une légère fluctuation, en moyenne, leur poids était de plus de 8 % inférieur à ce qu'il était au début.

Interrompre sa médication, est-ce possible ?

Pour de nombreuses personnes qui suivent le programme 10 %, l'avantage le plus substantiel sera d'arrêter de prendre de l'insuline ou des médicaments, ou de diminuer leur posologie. Mais on ne peut rien promettre : cette décision, vous devrez la prendre avec votre médecin. Cela étant, voici ce que la diminution de votre glycémie pourrait apporter comme résultats :

▸ **7 à 7,8 ou 8,3 mmol/l :** bien qu'encore au-dessus de la normale, ces taux sont assez bas pour que vous puissiez peut-être arrêter la médication.

▸ **8,3 à 11 mmol/l :** si vous continuez sur cette voie, vous pourrez peut-être interrompre un jour votre traitement médicamenteux. Cependant, pour le moment, vous pourriez devoir prendre des médicaments et des doses occasionnelles d'insuline.

▸ **Au-dessus de 11 mmol/l :** vous devrez probablement prendre des médicaments ou de l'insuline, voire les deux, en permanence. Cependant, le programme pourrait vous permettre de diminuer vos doses ou d'ajuster vos posologies. De plus, votre pression artérielle diminuera probablement et vos taux de cholestérol s'amélioreront. Et, bien sûr, globalement, vous ne vous en porterez que mieux.

- ont vu leur glycémie passer d'un taux dangereusement élevé à des valeurs s'approchant des normales. De 9,4 mmol/l qu'il était en moyenne, il est descendu à 6,9 mmol/, ce qui correspond à une baisse de plus de 25%.

- ont vu leur taux d'hémoglobine HbA1c passer de 8 à 6,7, ce qui n'est guère plus élevé que le taux de 6 que recommandent les autorités sanitaires et les associations de diabète. (Le taux d'hémoglobine HbA1c est une mesure des taux moyens de glucose sur une période de trois mois.)

- ont vu leur taux d'insulinosensibilité se multiplier, dans certains cas par cinq et, pour la plupart, par deux. Comme le test d'insulinosensibilité n'est généralement pas disponible, vous ne pourrez mesurer ce taux, mais si votre glycémie est meilleure et que vous prenez moins de médicaments, ce sera le signe qu'il s'est effectivement amélioré.

- ont pu arrêter de prendre leurs médicaments. C'est le cas de 18 des 25 sujets qui en prenaient au début de l'étude.

- ont perdu autant de poids que les sujets du groupe témoin qui, en plus de suivre le programme, prenaient de l'orlistat (Xenical), un médicament amaigrissant. Songez que, en ayant recours à une méthode entièrement naturelle, les sujets ont obtenu les mêmes résultats que ceux qui cherchaient à accélérer le processus grâce à un médicament. Voilà ce qu'on appelle une médecine efficace!

Bien sûr, tous ne peuvent espérer obtenir de tels résultats. Pour des raisons techniques, les sujets ne devaient pas peser plus de 136 kg au départ. En outre, aucun d'entre eux n'était sous insuline, ce qui aurait pu fausser les résultats, et ceux qui étaient sous médication devaient être en mesure de l'interrompre pendant toute la durée de l'étude sans que leur glycémie ne s'élève à des taux inacceptables. Malgré tout, quiconque souffre de diabète de type 2 pourra tirer des bienfaits de l'approche mise de l'avant par les chercheurs de l'étude.

Mais il y a plus que les consignes de l'étude DO IT. Dans le cadre du programme 10%, nous vous proposerons d'autres mesures qui, sans vous faire nécessairement perdre du poids, pourraient contribuer davantage encore à faire baisser votre glycémie et à diminuer le risque de complications liées au diabète. Voici en quoi elles consistent:

Sur la route

Vince Petroy était prêt pour un changement. À 58 ans, l'homme de 1,80 mètre pesait 108 kg et sa glycémie oscillait entre 13 et 15 mmol/l. «Je ne voulais pas prendre de médicaments, confie-t-il. J'ai vu mes parents prendre des tonnes de pilules et je ne voulais pas que cela m'arrive.»

L'approche préconisée dans l'étude DO IT, qui est celle du Programme 10%, l'a attiré par sa simplicité. «J'ai suivi les consignes à la lettre, dit-il. Tout ce que cela demande, c'est le désir d'être en santé.» Bien qu'il passe le plus clair de son temps à voyager avec son équipe de représentants, il a trouvé moyen de respecter le programme, ce qui, d'une certaine manière, lui a facilité l'existence. «Quand mon taux de glucose fluctuait, j'étais agité. Et si je devais attraper un avion en vitesse, je prenais une barre de friandise, ce qui n'arrangeait pas les choses. J'ai découvert que pour atténuer les fluctuations de ma glycémie, il fallait que je prenne du temps dans la journée pour mieux manger.» Le matin, il avalait de préférence des céréales comme les Raisin Bran, le midi, un sandwich à la dinde et une soupe, et il prenait un goûter dans l'après-midi: une pomme, une orange, quelques raisins secs ou une poignée de noix. Le soir, il mangeait tôt et peu.

L'exercice constituait sa plus grande difficulté. «Au début, j'avais du mal à me convaincre d'aller marcher, mais une fois l'habitude prise, je ne me sentais pas bien quand je ne le faisais pas.» En voyage, il allait marcher dès qu'il s'était enregistré à l'hôtel et, le matin, il se levait plus tôt pour monter sur le tapis roulant du gym. «À la fin, je marchais une heure par jour, pratiquement tous les jours de la semaine», confie-t-il.

Les résultats l'ont étonné. C'est comme s'il avait pris un médicament miracle! Un an plus tard, il n'avait toujours pas repris les 12 kilos perdus et sa glycémie oscillait autour de 6 mmol/l. «Mon sucre sanguin était absolument normal», dit-il. De plus, il a découvert qu'il avait beaucoup plus d'énergie et qu'il dormait profondément sans se tourner et se retourner dans son lit. «Ceux avec qui je voyage avaient l'habitude de demander en rigolant: «Vince a-t-il déjà fait la sieste?» Ils étaient surpris de l'énergie que je déployais après avoir perdu du poids. Je me sens merveilleusement bien. Pour moi, c'est une véritable victoire.»

- des techniques de détente qui, en faisant baisser votre taux d'hormones du stress, contribueront à réguler votre glycémie ;

- des conseils pour mieux dormir et combattre la privation de sommeil, qui est associée à une augmentation de l'insulinorésistance ;

- des exercices de musculation simples qui encourageront votre métabolisme à augmenter sa combustion de calories.

En réunissant les éléments de l'étude DO IT et ces mesures supplémentaires, le programme 10% pourrait donner des résultats encore plus importants, notamment en accroissant vos chances de faire baisser votre taux de sucre sanguin de 25%.

POURQUOI ÇA MARCHE

Plusieurs raisons expliquent l'efficacité du programme 10%. Les résultats d'enquêtes menées, entre autres, auprès des participants de l'étude DO IT permettent de dégager un certain nombre de facteurs qui contribuent au succès de ce programme.

- Il corrige un certain nombre d'erreurs simples mais fondamentales que commettent nombre de ceux qui cherchent à perdre du poids, par exemple celle de laisser passer de longues heures sans manger ou de prendre son plus gros repas le soir. Il est également conçu pour répondre aux besoins nutritionnels de base tout en comblant l'appétit.

- Il n'est pas restrictif, ce qui signifie qu'on peut consommer les aliments qu'on aime. Dans bien des cas, il suffit de réduire les portions ou d'apprêter ses aliments autrement. Les participants de l'étude DO IT semblent d'ailleurs s'accorder pour dire qu'ils n'avaient pas l'impression de suivre un régime.

- On s'y adapte facilement. Bien que les chercheurs d'une étude récente aient soutenu que les régimes populaires à faible teneur en glucides permettaient de perdre du poids, du moins à court terme, dans leur pratique, les médecins et les diététistes (diététiciens) constatent habituellement que ceux qui suivent un régime draconien ont du mal à s'y tenir, justement parce qu'ils sont trop restrictifs. À l'inverse, le programme 10% s'inscrit dans le quotidien, apportant des résultats permanents plutôt qu'une solution temporaire.

Autre avantage de taille : on a fait la preuve qu'il était efficace chez les diabétiques. Le programme alimentaire qu'on y propose est conçu spécifiquement pour prévenir les fluctuations prononcées du taux de sucre sanguin et limiter l'ingestion de calories, ce qui favorise la perte de poids. Contrairement à bien des régimes à faible teneur en glucides, il limite la consommation de lipides nocifs qui rendent difficile la gestion de la glycémie et accroissent le risque de cardiopathies, déjà élevé chez les diabétiques. Il encourage plutôt la consommation de corps gras qui exercent une influence positive sur le taux de glucose. En outre, il fait une large place aux légumes, que vous pourrez consommer à volonté et qui vous fourniront les nutriments dont les diabétiques ont grandement besoin. Sans compter que vous mangerez à votre faim. Enfin, le volet exercice du programme contribuera à accroître votre sensibilité à l'insuline et à abaisser encore plus votre taux de sucre sanguin.

À l'exception d'une évaluation initiale, vous n'aurez à compter ni vos calories ni la quantité de glucides (hydrates de carbone) que vous ingérez. On ne vous demandera pas non plus de vous référer à l'indice glycémique des aliments, qui peut entraîner une certaine confusion. Enfin, on ne vous conseillera pas de prendre votre hamburger sans pain ou de renoncer aux pommes de terre. Vous pourrez manger du pain, des pâtes et même du dessert, de manière raisonnable, bien sûr. Vous devrez apporter certains changements, par exemple consommer un peu moins de gras, remplir votre assiette de légumes et réduire vos portions, mais rien de majeur. De toutes manières, si vous avez décidé d'ouvrir ce livre, c'est que vous êtes prêt pour un changement et que vous souhaitez un changement.

Le pouvoir de choisir

Les régimes qui mettent l'accent sur la liberté de choisir ce que l'on mange permettent-ils une aussi bonne régulation de la glycémie que ceux qui imposent des règles plus strictes ? Des chercheurs de l'université Emory de l'Atlanta se sont récemment penchés sur cette question lors d'une étude menée auprès de 648 Afro-Américains souffrant de diabète de type 2. Le premier groupe suivait un régime axé sur les substitutions alimentaires tandis que l'autre suivait plutôt un programme du genre de celui-ci, où l'accent est mis sur l'importance de faire des choix judicieux. Résultat : le taux de glycémie du second groupe s'est autant amélioré que celui du premier.

principes
du
programme

Si le programme 10% vous laisse l'entière liberté de décider des moyens à prendre pour atteindre votre objectif de perte de poids, il est structuré et comprend, comme il se doit, un ensemble de directives. En fait, il repose sur des principes qui font appel au bon sens et se sont avérés utiles aux diabétiques.

**Le programme 10%
exige que vous respectiez les règles
simples que voici. Vous trouverez dans les
prochains chapitres des conseils sur la
manière de vous y prendre.**

Vous apprécierez sûrement le fait qu'il y a peu d'interdits et que vous n'aurez pas à vous priver entièrement de certains aliments. Tous, en fait, sont permis, à la condition de surveiller vos portions. Vous pouvez donc respirer en toute tranquillité (c'est d'ailleurs une des règles à suivre). Vous découvrirez rapidement que ce programme est à la portée de tous.

mangez plus souvent

RÈGLE **Prenez un déjeuner et ne passez jamais plus de 5 heures sans manger.**

En s'alimentant régulièrement, on évite les fluctuations prononcées et dangereuses du taux de sucre sanguin, c'est-à-dire
les chutes, qui résultent de longues heures passées sans
manger ou d'un repas trop tardif, et les pics qui accompa-
gnent l'afflux de glucose quand, finalement, vous vous mettez
quelque chose sous la dent. De plus, si votre appétit est com-
blé, vous risquerez moins de vous gaver à l'heure des repas.

Manger plus souvent, cela signifie d'abord et avant tout
qu'il faut déjeuner tous les matins. Selon les études, en plus
de stabiliser la glycémie, cette habitude permet d'ingérer
moins de calories durant le reste de la journée. Enfin, elle stimule le métabolisme et on brûle donc plus de calories.

Des chercheurs pensent que, à elle seule, l'habitude de
prendre un bon déjeuner pourrait apporter de nombreux bienfaits. Ainsi, selon un rapport présenté en 2003 par l'American
Heart Association, les taux d'obésité et d'insulinorésistance
étaient 35 à 50 % plus faibles chez ceux qui prenaient un
déjeuner que chez ceux qui n'en prenaient pas. Toutes les
autres études depuis ont confirmé ces résultats.

Si vous pensez dîner ou souper tardivement, prenez une
collation entre vos repas. Ainsi, votre taux de sucre sanguin
restera stable et vous ne serez jamais affamé. Vous en saurez
plus sur le choix du bon moment pour manger à l'étape 1.

équilibrez vos repas

RÈGLE **Ne cherchez pas à privilégier les protéines ou les glucides. Au contraire, veillez à ce que ces deux groupes figurent à chacun de vos repas, ainsi qu'au moins un fruit ou un légume.**

C'est la meilleure manière de réguler son taux de sucre sanguin, de combler son appétit à long terme et de perdre du
poids. Trop simple ? Au contraire. Les résultats d'essais cliniques indiquent que les personnes en surpoids ne respectent
habituellement pas la règle du repas équilibré, ce qui peut
entraîner un déséquilibre nutritionnel et des carences. Des

nutritionnistes pensent que l'organisme déclenche la sensation de faim pour signaler que certains nutriments lui font défaut. Ce n'est pas en consommant les mêmes aliments en plus grande quantité qu'on peut répondre à ce besoin. À l'étape 2, vous apprendrez à équilibrer vos repas en glucides, protéines, fruits et légumes de manière à stabiliser votre glycémie et vous permettre de perdre du poids.

3
RÈGLE réduisez vos portions, sauf celles de légumes

Pour perdre du poids, il est essentiel de surveiller ses portions, ce qui ne signifie pas qu'on doive rester sur sa faim. Au contraire, vous pouvez consommer autant de légumes que vous le désirez.

Les légumes sont riches en glucides complexes et, pour la plupart, en fibres ; ils renferment par ailleurs de petites quantités de protéines mais peu de lipides. Ce sont aussi d'excel-

Manger avec plaisir tout en limitant les risques

En matière de nourriture, le plaisir n'a pas toujours bonne cote. Par exemple, dans le guide alimentaire américain, on n'incite plus les gens à «prendre plaisir» à consommer des aliments variés mais simplement à les «consommer». Ce n'est toutefois pas le cas du Guide alimentaire canadien qui continue de conseiller aux Canadiens de manger avec plaisir. D'ailleurs, de nombreux chercheurs en nutrition pensent qu'il est préférable de céder de manière sélective à la tentation des aliments fins (donc riches) que de suivre un régime ennuyeux dont on se lassera rapidement. Voici comment accroître votre plaisir de manger sans tomber pour autant dans les excès.

Mangez plus lentement. Une expérience sensuelle doit se savourer. Prenez votre temps : vous apprécierez mieux les saveurs et le côté social du repas. En outre, vous laisserez à votre organisme le soin de réguler votre appétit et de vous signaler que vous êtes rassasié. Au bout du compte, vous mangerez moins.

Sollicitez vos sens. Vous apprécierez mieux votre repas si vous faites appel à des sens autres que le goût. Ornez la table de fleurs ou de branches cueillies au jardin, souper à la chandelle ou faites jouer un morceau de musique que vous aimez.

Faites la fine bouche. Un petit morceau de chocolat onctueux à souhait vous apportera plus de plaisir qu'une montagne de biscuits de régime. L'intensité de sa saveur et sa richesse vous combleront et vous pourriez même vous retrouver à ingérer moins de calories que si vous aviez pris les biscuits de régime.

lentes sources de vitamines, minéraux et autres nutriments. C'est également le cas de nombreux fruits. Voilà pourquoi, ils devraient former au moins la moitié du contenu de votre assiette. Pour éviter l'excès de sucre, limitez les fruits au déjeuner et aux collations. Par contre, vous pouvez prendre autant de légumes que vous le désirez.

En augmentant votre consommation de légumes et de fruits, vous mangerez peut-être plus, mais cela ne vous empêchera pas de perdre du poids. Et, de cette manière, vous aurez moins d'appétit pour les aliments transformés, la viande, les sucreries, les féculents et les corps gras, bref ce qui constitue l'essentiel de l'alimentation occidentale. Bien sûr, ces produits ne vous sont pas interdits, mais pour diminuer votre apport calorique, vous devez en consommer moins.

À l'étape 2, vous découvrirez qu'il est facile d'augmenter sa consommation de légumes. À l'étape 3, nous vous proposerons des menus pour tous les repas de la journée en vous indiquant les portions adéquates.

RÈGLE coupez dans le gras

Consommez moins de lipides en général et remplacez les «mauvais» par des «bons».

Comme les lipides fournissent plus du double des calories par rapport aux glucides ou aux protéines, vous devriez en prendre moins. Consommer plus de légumes vous y aidera. Cela dit, le programme 10% n'exige pas que vous supprimiez entièrement les gras puisque, selon les résultats d'études, une consommation modérée de gras encourage les gens à rester fidèles aux principes d'une bonne alimentation. De plus, certains types de lipides contribuent à stabiliser la glycémie.

Ce sont les gras saturés que vous devez supprimer, c'est-à-dire ceux qui se trouvent dans la viande, le lait, le fromage et les autres produits laitiers entiers, et qui favorisent l'insulino-résistance (en plus d'obstruer les artères). Par conséquent, optez pour des viandes maigres et des produits laitiers à faible teneur en gras, et donnez la préférence aux «bons» gras présents dans le poisson et la plupart des huiles. Comme ils sont digérés plus lentement que les glucides, ils contribuent à stabiliser votre taux de sucre sanguin.

Au cours d'une étude, des femmes ont découvert que la manière la plus efficace de limiter leur consommation de lipides consistait à éviter de s'en servir comme assaisonnement, par exemple en supprimant le beurre sur le pain ou les pommes de terre. Remplacez-les par de l'huile d'olive, de la crème sure (crème aigre) ou de la vinaigrette allégée, ou agrémentez vos plats de piment, ciboulette ou autres assaisonnements. À l'étape 4, vous apprendrez comment couper dans le gras sans que vos aliments n'y perdent en saveur!

5 bougez

RÈGLE

Commencez par marcher 10 minutes par jour, puis augmentez graduellement la durée. Ajoutez à cela des exercices simples de musculation.

Selon les experts, on a peu de chances de perdre du poids si on n'intègre pas dans son programme des activités physiques. D'ailleurs, de nombreux participants de l'étude DO IT affirment que l'exercice a joué un grand rôle dans leur réussite. C'est un bon moyen de brûler des calories. De plus, l'exercice stimule l'insulinosensibilité des cellules musculaires; ainsi, l'organisme peut utiliser plus efficacement le glucose, ce qui en retour, fait baisser le taux de sucre sanguin. Enfin, ceux qui font de l'exercice courent moins de risques de reprendre le poids perdu que ceux qui se contentent de surveiller leur alimention. À l'étape cinq, nous vous proposerons un programme simple, comme la marche, des étirements et des exercices d'endurance peu exigeants.

6 détendez-vous

RÈGLE

Parmi les nombreux méfaits qu'on lui attribue, le stress élève la glycémie. Vous attaquerez le problème avec des techniques de relaxation simples et quelques trucs pour vous calmer l'esprit et l'humeur.

Le stress a pour effet de libérer des hormones qui préparent l'organisme au combat ou à la fuite et, en conséquence, élèvent la glycémie. Les résultats d'études récentes indiquent qu'une bonne gestion du stress permet de faire baisser sensiblement ce taux. De fait, les outils auxquels on a recours à cette fin sont presque aussi efficaces que certains antidiabétiques. À l'étape six, vous découvrirez des techniques de méditation, respiration, relaxation musculaire, imagerie mentale et autres, qui vous permettront de gérer votre stress, votre anxiété et vos sentiments d'hostilité. Vous apprendrez aussi que le sommeil de qualité permet de calmer les émotions et améliore l'humeur.

7 RÈGLE assurez le suivi

Il est inutile de suivre un programme semblable sans vérifier s'il est efficace. Le suivi aura pour effet de vous encourager quand vous atteignez vos objectifs et, dans le cas contraire, de vous signaler un problème potentiel.

Notez les efforts que vous faites en rapport avec l'exercice et l'alimentation. Les résultats d'études indiquent que les sujets qui se donnent la peine de noter ce qu'ils consomment ingèrent généralement moins de calories. Nous croyons qu'il en va de même pour les activités physiques : en les consignant par écrit, vous êtes plus susceptible de suivre votre programme.

À compter de la page 208, vous trouverez des exemples de journal dans lesquels vous noterez votre poids, votre glycémie, vos exercices et ce que vous avez consommé. (Voir aussi Avant de commencer, page 28.)

Comme la fréquence des mesures glycémiques dépend de divers facteurs, parlez-en à votre médecin. Si vous ne prenez ni insuline ni médicament et que votre taux de sucre sanguin oscille entre 5 et 7 mmol/l, vous pourriez n'avoir à le mesurer que quelques fois par semaine. Par contre, au début du programme, vous devriez le faire au moins trois fois par semaine, de préférence le matin, à jeun. Le médecin pourrait vous demander de le faire également avant le dîner, histoire de savoir si votre taux fluctue beaucoup durant la journée. En cas de valeurs anormalement élevées, il vous recommandera de prendre des mesures plus fréquentes. Si vous êtes sous insuline ou médication, vous devrez peut-être le faire trois ou quatre fois par jour, avant les repas et, sans doute aussi, au coucher.

avant
de
commencer

Vous aimeriez probablement entreprendre le programme 10% à l'instant même, ce qui est un très bon signe. Cependant, avant de vous lancer dans cette entreprise, prenez quelques minutes pour vous assurer que vous êtes prêt.

Vous ferez d'abord le point sur votre état de santé, déterminerez votre objectif de perte de poids et analyserez votre alimentation actuelle pour en dégager les principales faiblesses et découvrir vos meilleures possibilités d'amélioration.

Il est important que vous sachiez que vous avez de bien meilleures chances de réussir si les changements que vous apportez à vos habitudes se font graduellement. C'est le meilleur moyen de perdre du poids et de faire baisser votre glycémie de manière permanente et sûre. Gardez à l'esprit qu'on ne transforme pas son mode de vie du jour au lendemain et que le programme 10% vous accompagnera tout au long de votre existence.

Faites le point

Le programme 10% s'adresse à quiconque souffre du diabète de type 2. Cependant, comme chaque personne est unique, le nombre de kilos à perdre variera de l'une à l'autre. Divers facteurs influenceront l'objectif que vous pourrez vous fixer, par exemple si vous prenez de l'insuline ou un médicament, ou le moment où vous avez commencé à faire du diabète. L'objectif sera, selon le cas, d'interrompre la médication, de ne pas avoir à en prendre un jour ou, encore, d'en diminuer la posologie. En outre, selon les risques courus par chacun, il y aura ou non diverses précautions à prendre en ce qui concerne l'exercice physique.

Avant d'entreprendre l'étape 1 du programme 10%, prenez quelques minutes pour déterminer les éléments suivants : votre objectif de perte de poids, votre taux de sucre sanguin moyen, vos limites en matière d'exercice physique.

Êtes-vous diabétique ?

De nombreuses personnes souffrent du diabète sans le savoir. Une soif extrême, un besoin fréquent d'uriner et une perte de poids inexpliquée en sont des symptômes. Même si vous ne souffrez pas du diabète, vous êtes à risque si vous :

› faites de l'embonpoint ;

› avez 65 ans ou plus, ou êtes plus jeune mais ne faites pas régulièrement de l'exercice ;

› avez déjà donné naissance à un bébé pesant plus de 4 kg ;

› avez un frère, une sœur ou un parent diabétique ;

› buvez beaucoup d'alcool, fumez ou grignotez.

Sur le site de Diabète Québec à www.diabete.qc.ca, téléchargez le document «Êtes-vous à risque ? Faites le test».

VOTRE OBJECTIF DE 10%

Multipliez votre poids actuel par 0,10, ce qui vous donnera le nombre de kilos que vous visez à perdre. (Ainsi, si vous pesez 100 kg, votre objectif sera de 100 x 0,10 = 10 kilos.) Pour déterminer votre poids cible, soustrayez ce nombre de votre poids actuel. Vous devriez être en mesure de l'atteindre de manière graduelle en six mois, ce qui équivaut à perdre en moyenne 0,5 kg par semaine, un objectif très réaliste.

Pourquoi ne pas viser plus haut, demanderez-vous ? Eh bien, les résultats d'études indiquent que ceux qui cherchent à perdre du poids ont souvent des attentes irréalistes, ce qui entraîne inévitablement des déceptions. Les chances de réussir sont meilleures quand on s'en tient à un objectif de 10%. Ce qui n'est d'ailleurs pas insignifiant : les médecins vous diront que ce sont les 5 ou 10 premiers pour cent qui exercent proportionnellement l'effet le plus important sur la pression artérielle et les taux de cholestérol et de sucre sanguin. Reportez-vous au tableau « Quel est votre objectif ? » pour des exemples de pertes de poids en fonction d'un poids initial donné et d'un objectif de 10 %.

VOTRE TAUX DE SUCRE SANGUIN

Avant d'entreprendre le programme 10 %, prenez rendez-vous avec votre médecin et demandez-lui de passer un test de glycémie à jeun afin de déterminer votre taux de sucre sanguin de base. Quand on suit le programme, on peut s'attendre à voir chuter sa glycémie à jeun de 25 %. Dans certains cas, c'est suffisant pour interrompre la médication ou, à tout le moins, ramener sa glycémie à des valeurs normales.

Vous devriez également passer un test d'hémoglobine glyquée ou glycosylée HbA1c, qui mesure le taux de sucre sanguin moyen des deux ou trois derniers mois. D'ailleurs, si vous ne le faites pas déjà, vous devriez passer ce test tous les trois à six mois. En supposant que vous en avez passé un au cours des trois derniers mois et que ni votre taux de sucre sanguin ni votre médication n'ont changé, prenez la mesure résultante comme point de départ du programme 10 %. Une fois que vous aurez entrepris ce dernier, passez un autre test au bout de trois mois, pour vérifier si votre glycémie a changé.

quel est votre objectif ?

SI VOUS PESEZ KG	SOUSTRAIT DE 10 % VOTRE POIDS SERA DE EN KG	PERTE EN KG
70	63	7
75	67,5	7,5
80	72	8
85	76,5	8,5
90	81	9
95	85,5	9,5
100	90	10
105	94,5	10,5
110	99	11
115	103,5	11,5
120	108	12
125	112,5	12,5
130	117	13
135	121,5	13,5
140	126	14
145	130,5	14,5

Il est important que vous surveilliez étroitement votre glycémie tout au long du programme au moyen d'un glucomètre personnel. Vous pourrez ainsi évaluer l'efficacité du programme et prévenir l'hypoglycémie, un effet indésirable potentiel. La perte de poids et l'exercice font généralement baisser le taux de sucre sanguin, ce qui est précisément l'effet recherché. Mais il ne devrait pas baisser dangereusement, surtout après un repas ou une séance d'exercice. D'où l'importance de rester en contact étroit avec le médecin qui pourra, au besoin, diminuer votre dose de médicament ou d'insuline.

ET L'EXERCICE?

Profitez de votre visite chez le médecin pour lui parler du programme d'exercices que vous comptez entreprendre : marches plus fréquentes, étirements, exercices de musculation légère. Demandez-lui si votre état de santé est préoccupant. Si vous avez des troubles de circulation ou montrez des signes de lésions nerveuses (neuropathie), vous devrez porter une attention particulière à vos pieds. En effet, ces problèmes risquent d'entraîner une certaine insensibilité aux blessures, qui pourraient alors être graves. Cela ne signifie pas que vous deviez vous priver de marcher, mais il est important que vous preniez les précautions qui s'imposent, par exemple vous procurer de meilleures chaussures ou utiliser une crème hydratante pour éviter les crevasses cutanées.

Les diabétiques doivent également rester conscients du risque élevé de problèmes cardiaques. Encore une fois, la marche ou les autres activités physiques de faible intensité ne sont généralement pas à craindre, d'autant plus que voilà une excellente manière de protéger son cœur. Toutefois, si vous avez des douleurs à la poitrine ou le souffle court quand vous faites de l'excercice modéré, votre médecin pourrait demander à vous suivre plus étroitement. Si vous êtes diabétique et répondez aux critères suivants, il pourrait vous faire passer une épreuve d'effort avant le début du programme :

- vous avez plus de 35 ans ;
- vous avez plus de 25 ans et souffrez du diabète de type 2 depuis plus de 10 ans ;

Des objectifs réalistes

En visant une perte de 10%, vous mettez toutes les chances de votre côté car, dans ce domaine plus que dans tout autre, les attentes trop élevées peuvent mener au découragement et à l'échec. Lors d'une étude, des chercheurs ont demandé à 60 femmes obèses de déterminer leur objectif de perte de poids de même que ce qu'elles considéraient comme leur poids idéal, leur poids satisfaisant, leur poids acceptable et leur poids inacceptable. Durant les 48 semaines qu'a duré le traitement, elles ont perdu en moyenne 16 kg sans compter les divers bienfaits physiques et psychologiques que cela leur a rapporté. Malgré tout, près de la moitié d'entre elles n'ont pas même atteint le bas de leur poids inacceptable et seulement 9% ont atteint leur poids satisfaisant.

La satisfaction exige qu'il y ait adéquation entre les attentes et les résultats. À court terme, vous devriez viser à perdre 0,5 kg par semaine. Si vous y parvenez, considérez que vous avez atteint vos objectifs et continuez sur votre lancée.

- vous présentez d'autres facteurs de risque de cardiopathie : hypertension artérielle, taux de cholestérol inadéquats, etc.
- vous présentez des signes de mauvaise circulation dans les membres : douleurs dans les mollets ou les fesses, etc.
- vous présentez des signes de lésions nerveuses : picotements, engourdissements, etc.

Votre alimentation actuelle

«Cher journal, au déjeuner, j'ai pris une saucisse en sandwich et un bol de café de 350 ml.» D'accord, ce n'est pas de la grande littérature, mais le journal alimentaire présente un réel intérêt dans la mesure où il est particulièrement révélateur. Tentez l'expérience. Vous découvrirez que c'est la seule manière de vous faire une idée exacte de vos habitudes alimentaires, chose essentielle avant d'entreprendre de les changer.

Les gens pensent généralement avoir une bonne idée de ce qu'ils avalent mais, en la matière, la mémoire se montre étonnamment défaillante. Essayez, par exemple, de vous rappeler de ce que vous avez mangé il y a huit jours au dîner. Vous pensez sûrement que c'était un soir comme les autres et qu'il n'y a rien de spécial à noter. Mais retournez à la préparation du repas. N'avez-vous pas entamé un sac de chips ou passé votre temps à grignoter en cuisinant ? À moins que vous ayez mangé ce qui restait au fond de la casserole pour éviter d'avoir des restes. Il vous suffira de tenir votre journal une semaine pour que vous découvriez tous ces petits extras que vous avalez et ces calories que vous ingérez plus par habitude que parce que vous avez faim.

C'est en tenant un compte méticuleux de ce que vous mangez que vous arriverez à identifier vos plus grandes faiblesses et, par là, vos possibilités d'amélioration. En voyant inscrit noir sur blanc le nombre de calories que vous ingérez chaque jour quand vous mangez des chips, par exemple, vous serez plus facilement porté à les remplacer par un fruit, un yogourt ou des bretzels. Si ce sont les restes du repas qui constituent votre point faible, saisissez cette opportunité pour confier aux enfants la tâche de desservir la table.

C'est en prenant ce genre de décisions au quotidien qu'on peut espérer perdre du poids, et les décisions futures deviennent plus claires à la lumière de celles qu'on *prend* effectivement.

QUOI NOTER DANS VOTRE JOURNAL

Faites sept photocopies du modèle de journal de la page 210.
Vous les utiliserez pour noter tout ce que vous mangez en une
semaine, y compris durant le week-end, où les habitudes alimentaires diffèrent habituellement de celles du reste de la semaine.
Apportez le formulaire partout où vous allez ou, quand vous
n'êtes pas à la maison, notez ce que vous mangez dans un
carnet et transcrivez vos notes plus tard sur le formulaire.

Exemple de journal alimentaire

HEURE	CE QUE J'AI MANGÉ	PORTION	NOTES	CALORIES
7 h	café, 2 sucres	1 tasse	je manque de sommeil	35
7h30	flocons de maïs,	2 tasses	comme d'habitude	200
	lait à 2 %	1 tasse		120
	jus d'orange	1 tasse		110
8h30	éclair	1	Paul a apporté des pâtisseries au bureau	280
	café, 2 sucres	1 tasse	au bureau	35
10 h	café, 2 sucres	1 tasse	réunion	35
	beignet au chocolat	1	il restait des pâtosseries dans la boîte	235
13 h	sandwich au jambon et fromage avec laitue et 2 tranches de tomates	1	déjeuner	360
	chips	28 g		160
	cola diète	340 ml		0
15h15	barre sucrée	56 g	achetée à la distributrice	270
19h30	pizza surgelée	3 pointes	il est tard et je suis trop fatiguée pour cuisiner	570
	bière	340 ml		150
19h45	pizza	1 pointe	la dernière non emballée	190
22 h.	tarte aux pommes,	1 pointe	collation dodo	395
	glace à la vanille	1 tasse		265
	CALORIES TOTALES			3410

Notez tout ce que vous avalez, c'est-à-dire le moindre petit morceau de nourriture, peu importe si c'est à l'heure du repas ou non. Si vous avez pris une poignée de céréales en partant le matin, notez-le. Idem pour le morceau de chocolat que vous a offert un collègue de travail ou ce que vous avez «goûté» en préparant le dîner. Notez également ce que vous buvez ainsi que la quantité de sauce et de beurre dont vous assaisonnez vos plats.

Durant cette semaine, votre but est de manger comme vous le faites normalement. Vous pourriez être tenté de changer vos habitudes pour donner l'impression que vous mangez bien, mais ce serait une erreur. De plus, notez :

- les heures auxquelles vous mangez, ce qui vous permettra de dégager certains modèles quant à votre comportement alimentaire.
- les portions estimées. Pour vous aider, reportez-vous au tableau Guide visuel des portions de la page 85.
- les situations, par exemple «maïs soufflé pris au cinéma», «café en compagnie d'une voisine», ou vos sentiments du moment comme «j'étais en colère parce que je m'étais disputé avec ma femme».

Retour sur l'exemple de journal alimentaire

Dans l'exemple du journal alimentaire de la page 33, la personne a pris deux fois plus de calories qu'elle n'aurait dû compte tenu qu'elle veut perdre du poids. Quelles sont ses erreurs ? Le déjeuner ne pose pas de problème ni la boisson gazeuse de régime.

- Les légumes sont relativement absents : en dehors de la laitue et de la tomate de son sandwich, cette personne ne consomme pratiquement que des produits transformés, riches en lipides et en glucides raffinés. Si elle avait choisi du pain de blé entier, le profil alimentaire de son repas aurait été nettement meilleur.

- Au total, ses 6 sachets de sucre lui ont fourni 96 calories. Les édulcorants artificiels pourraient lui permettre de soustraire plus de 35 000 calories chaque année, mais il y a des risques sanitaires avec certains édulcorants, dont l'aspartame.

- Beignets, pizza, barre de friandises, cette personne semble avaler tout ce qui lui tombe sous la main. Elle aurait tout intérêt à faire des choix plus judicieux.

- C'est bien de prendre une portion unique de chips, mais un en-cas moins gras aurait permis de diminuer davantage le décompte calorique.

- Il n'y a rien de mal à prendre de la pizza à l'occasion, mais cette personne aurait dû s'en tenir à deux pointes et, si possible, les garnir de légumes.

- 22 heures, c'est trop tard pour manger à nouveau, particulièrement si les aliments sont à la fois caloriques et riches en matières grasses.

Ce genre d'observation permet de mettre en lumière votre rapport à la nourriture et révéler les raisons qui vous poussent à manger tel ou tel aliment à un moment plutôt qu'à un autre.

À la fin de la journée, inscrivez le nombre de calories pour chacun des aliments consommés. Cette information, de même que le nombre de portions, apparaissent sur l'emballage des produits transformés. Servez-vous-en pour estimer combien vous avez pris de portions et le nombre de calories que vous avez ingérées. Pour ce qui est des aliments frais, vous devrez consulter un compteur de calories. On en trouve dans de nombreux livres, sur plusieurs sites en ligne et sous forme de logiciel d'application (apps) à mettre sur votre téléphone intelligent ou votre ipad. Finalement, calculez le total des calories que vous avez ingérées au cours de la journée. Si cet exercice vous paraît trop exigeant, ne vous préoccupez pas du compteur de calories. L'important, c'est de noter tout ce que vous mangez, mais plus il y aura d'information, mieux ce sera.

COMPILER SES NOTES

À la fin de la semaine, relisez votre journal. Le simple fait d'avoir noté tout ce que vous avez avalé vous a probablement permis de tirer des conclusions surprenantes. Pour en apprendre plus sur vous-même, lisez les réponses que vous avez inscrites dans la colonne des notes et essayez de dégager des modèles de comportement alimentaire. Vous ne faites probablement pas vos choix alimentaires au hasard même si vous en avez parfois l'impression. Voici quelques pistes de réflexion :

MOMENT. Êtes-vous porté à manger tard le soir ou à rester de longues heures sans avaler une bouchée ? Prenez-vous l'essentiel de votre nourriture durant la deuxième moitié de la journée ? Vos choix alimentaires sont-ils dictés par le moment de la journée ? Peut-être, par exemple prenez-vous de la malbouffe l'après-midi parce que c'est tout ce qu'on trouve dans les machines distributrices ?

ALIMENTS. Bien souvent, on mange machinalement. On peut être convaincu qu'on consomme beaucoup de légumes et peu de sucreries, à l'encontre de ce que révèle le journal alimentaire. Portez attention aux types d'aliments que vous consommez le plus : aliments transformés et préparés, goûters, fritures, mets à emporter, etc. Préférez-vous les glucides (pain, pâtes, riz et céréales) ou les protéines (viande, volaille, fromage, soja), ou prenez-vous plutôt de ces deux groupes à chacun de vos repas? Avez-vous inscrit des légumes dans votre journal ou en sont-ils complètement absents? Gardez cette informtion à l'esprit; elle vous sera utile à l'étape 2.

TAILLE DES PORTIONS. Quand vous prenez des pâtes ou des céréales, quelle quantité consommez-vous? Vos excès portent-ils sur certains aliments en particulier, le poulet frit, par exemple? Avalez-vous systématiquement tout le contenu de votre assiette? Quelle est la taille de vos portions? Peut-être n'y avez-vous jamais porté attention avant de commencer votre journal, alors que la clé de votre réussite dépend de ces détails. C'est ce que vous propose de faire le programme 10%. Nous y reviendrons à l'étape 3 en vous suggérant des idées de repas pour une semaine, ainsi que les portions adéquates.

NOTES. Quelles situations et quelles émotions vous poussent-elles à manger, particulièrement en dehors des repas? Quand vous êtes avec des amis? Quand vous regardez la télé? Sous l'effet du stress ou de l'ennui? Bien souvent, on mange non pas parce qu'on a faim, mais en réaction à des situations particulières. Il est donc important que vous notiez ce type d'information.

CALORIES. Quels sont, dans votre liste, les aliments ou produits les plus caloriques? C'est un élément important dans la mesure où le nombre de calories a généralement peu à voir avec le volume des aliments. Qui penserait qu'une poignée de noix fournit la même quantité de calories qu'une pastèque de 3,5 kg? Si vous n'avez pas inscrit cette information dans votre tableau, vous devriez envisager de le faire. Vous serez alors à même d'identifier les bombes caloriques que vous pouvez désamorcer. Il faut parfois changer peu de choses pour diminuer considérablement son apport calorique. Par exemple, remplacez la cuisse de poulet frit (240 calories) par de la poitrine rôtie sans la peau (140 calories) et vous aurez ingéré 100 calories en moins. Le programme 10% vous apprendra de nombreux trucs pour diminuer votre apport calorique total, que ce soit en apprêtant vos plats différemment ou en réduisant légèrement vos portions.

Bien que le programme ne soit pas axé sur le compte de calories, il pourrait être intéressant de comparer votre apport calorique actuel à celui que l'on recommande aux personnes au régime, c'est-à-dire 1400 calories par jour pour les femmes et 1600 à 1800 pour les hommes.

quiz
Votre journal en résumé

Pour répondre aux questions suivantes, reportez-vous à votre journal alimentaire. Pour chaque question, encerclez le chiffre qui correspond à vos choix.

1. Je prend un déjeuner:
1 pratiquement jamais
2 cela dépend des jours
3 tous les jours

2. Entre les repas, je:
1 ne mange jamais
2 prend une grosse collation
3 prend une collation légère quand j'ai faim

3. Je mange plus:
1 au dîner et dans la soirée
2 au déjeuner et l'après-midi
3 au déjeuner et au dîner

4. Aux repas du midi et du soir, je:
1 prend rarement des légumes
2 prend parfois un légume
3 prend presque toujours au moins un légume ou une salade

5. Je prend des fruits:
1 rarement
2 quelques fois par semaine
3 une à trois fois par jour

6. Les aliments glucidiques que je consomme sont habituellement:
1 des frites ou des céréales sucrées
2 du pain blanc, des pâtes, du riz blanc ou des pommes de terre en purée
3 du pain et des céréales de grain entier ou des haricots secs ou autres légumineuses

7. Je mange surtout:
1 des plats-minute ou à emporter (mets chinois, pizza, etc.)
2 des aliments tranformés (produits pré-emballés, repas surgelés)
3 des produits frais (fruits, légumes, cuisine maison au naturel)

8. Mes principales sources de calories sont:
1 aliments sucrés et collations
2 viande et pommes de terre
3 légumes, fruits et grains entiers

9. Je préfère boire:
1 du soda ordinaire
2 du jus de fruit
3 du soda de régime ou de l'eau

10. Je prends des aliments sucrés:
1 plus d'une fois par jour
2 environ une fois par jour
3 moins d'une fois par jour

11. Mes principales viandes sont:
1 hot-dogs, saucisses, ailes de poulet, bacon ou salami
2 cuisses de poulet ou de dinde, palette en rôti ou hachée, bifteck d'aloyau
3 surlonge hachée, filet de bœuf ou de porc, poitrine de poulet ou de dinde sans la peau, jambon maigre ou poisson frais

12. Mes repas comprennent les mêmes aliments:
1 quatre fois ou plus par semaine
2 trois fois par semaine
3 une ou deux fois par semaine

Voyez vos résultats à la page suivante.

quiz
Vos résultats

27 à 36 : vous avez de bonnes habitudes alimentaires. Si vous êtes en surpoids, c'est probablement parce que vos portions sont trop grosses (voir étape trois) ou que vous ne faites pas assez d'exercice (voir étape cinq).

18 à 26 : vous êtes sur la bonne voie mais gagneriez à apporter quelques changements à votre alimentation. Reportez-vous à vos réponses : si vous avez encerclé le chiffre 1 à au moins une reprise, lisez les commentaires sur les questions correspondantes.

12 à 17 : vos choix alimentaires ne sont pas très judicieux, mais vous pouvez facilement apporter des changements. Si vous avez encerclé dans vos réponses les chiffres 2 ou 3, vous pouvez vous en féliciter. Visez à accumuler plus de ces bons points.

Commentaires sur les questions :

1. Les résultats d'études indiquent que ceux qui prennent un déjeuner arrivent plus facilement à perdre du poids que les autres. En outre, en faisant des choix judicieux, on contribue à stabiliser son taux de sucre sanguin.

2. Au bout du compte, on mange plus quand on passe plus de 5 heures sans avaler une bouchée. Il est tout à fait acceptable de prendre des collations à la condition de s'en tenir à de petites portions.

3. Les dîners trop abondants et les collations prises en soirée augmentent indûment l'apport calorique au moment où le métabolisme est au ralenti. Il vaut mieux ingérer les plus grandes quantités de calories tôt dans la journée.

4. Nutritifs et peu caloriques, les légumes jouent un rôle essentiel dans le programme 10%.

5. Riches en nutriments et en fibres, les fruits doivent figurer au menu de tous les jours. Comme ils sont sucrés et plus caloriques que les légumes, limitez-vous à quatre portions par jour.

6. Optez pour les glucides complexes, par exemple les grains entiers et les légumineuses de préférence aux raffinés comme les pâtes et le pain blancs. Les premiers stabilisent la glycémie, les seconds la font fluctuer excessivement.

7. Les produits frais sont généralement plus nutritifs et nettement moins riches en gras, calories et sodium que les produits transformés ou les plats-minute.

8. C'est à vos aliments les plus caloriques que vous devez vous attaquer en premier lieu.

9. Les boissons, y compris les jus de fruits, sont étonnamment caloriques. En revanche, les boissons de régime et l'eau vous aideront à perdre du poids.

10. Vous pouvez prendre des sucreries avec modération. Nous vous aiderons à en choisir qui soient moins sucrées et plus saines.

11. Choisissez de préférence des viandes maigres et limitez votre consommation de lipides saturés, réputés diminuer l'insulinosensibilité.

12. Variez votre menu : vous éprouverez plus de plaisir à manger et bénéficierez d'un éventail de nutriments plus large.

Programme 10%: c'est parti!

Maintenant que vous avez une petite idée de ce que vous réserve le programme 10%, vous aimeriez peut-être savoir quand vous pouvez commencer et quand vous pouvez escompter en voir les résultats. Dans les deux cas, la réponse est: dès aujourd'hui.

Gardez à l'esprit que chaque journée devrait vous apporter une petite victoire, ce qui vous encouragera à gagner la manche suivante. En peu de temps, ces petites victoires seront manifestes chaque fois que vous monterez sur le pèse-personne ou mesurerez votre glycémie.

Si nous n'avons établi ni calendrier formel ni objectif chiffré en kilos, c'est qu'il est préférable que vous entrepreniez le programme en douceur et progressiez lentement, à votre propre rythme.

Commencez par un changement mineur: par exemple prenez des céréales de grain entier le matin ou consommez plus de légumes au dîner. Essayez de préserver cette nouvelle habitude pendant quelques jours, une semaine, voire deux, avant d'en adopter une nouvelle. Et restez modeste dans vos objectifs; à long terme, c'est l'accumulation de petits changements insignifiants qui donne les meilleurs résultats. Quoi de plus simple que de remplacer la grosse tartine par une plus petite, de marcher 10 minutes ou d'ajouter une tasse de légumes surgelés à sa soupe?

En cela, le programme 10% se démarque radicalement des régimes qui exigent de changer ses habitudes alimentaires du jour au lendemain. On a fait la preuve, dans de nombreuses études, que si les régimes draconiens donnent parfois des résultats spectaculaires, ils sont tellement exigeants qu'on s'en lasse rapidement et qu'on finit par reprendre ses vieilles habitudes, de même que les kilos perdus.

Nous vous proposons plutôt une solution durable qui prend comme point de départ vos habitudes actuelles et vous amène à les modifier de manière presque imperceptible jusqu'à ce que vous perdiez du poids et stabilisiez votre taux de sucre sanguin. Bien sûr, un seul changement ne vous permettra pas de mincir mais ce premier pas vous mettra sur la bonne voie. Chaque jour qui passe accroîtra votre sentiment de réussite, vous motivera davantage et vous confortera dans votre décision d'en faire plus.

Une fois atteint votre objectif de perdre 10% de votre poids corporel, vous pourrez vous en tenir à vos nouveaux acquis ou vous fixer d'autres buts que vous pourrez atteindre en respectant les mêmes principes fondamentaux.

Le programme est présenté sous forme d'étapes mais rien ne vous oblige à en respecter l'ordre. Si vous souhaitez vous mettre à la marche, allez directement à l'étape cinq. Si vos habitudes alimentaires sont en partie liées au stress, sautez à l'étape six. Même si vous respectez l'ordre présenté, vous trouverez de nombreux trucs qui vous permettront d'accélérer le processus et de passer plus rapidement à l'étape suivante, comme ceux que nous proposons à la page 41.

SUIVI DU POIDS

Pour suivre vos progrès, il est important de vous peser régulièrement. Mais n'allez surtout pas croire qu'il faille monter sur le pèse-personne quatre fois par jour. La meilleure méthode pour procéder est la suivante :

- Pesez-vous le matin, idéalement après être allé aux toilettes, mais avant de manger ou de vous habiller.

- Ne vous pesez pas plus d'une fois par jour. Au cours d'une journée, le poids peut fluctuer de 2,3 kg. En vous en tenant à une pesée le matin, vous éliminerez les frustrations et le découragement que ces fluctuations peuvent entraîner.

- Attendez-vous à ce que vos progrès soient irréguliers. Lors d'essais cliniques menés auprès de milliers de sujets, dont ceux de l'étude DO IT, on a observé que, au bout de cinq ou six semaines, le poids s'élève sensiblement. Par la suite, vous constaterez probablement la séquence suivante : perte de poids pendant quelques semaines puis hausse légère. Ne vous laissez surtout pas décourager par ces quelques gains périodiques, qui résultent de l'adaptation du métabolisme aux changements ; ils sont normaux. L'important, c'est de perdre du poids à long terme.

Gardez également à l'esprit que l'exercice (étape 6) a pour effet d'accroître la masse musculaire. Comme les muscles sont plus lourds que la graisse, vous pourriez, dans un premier temps, ne pas observer de changements importants. Patience ; le tissu musculaire que vous gagnerez accélérera votre métabolisme ce qui, en définitive, vous fera perdre plus de poids.

La filière rapide

Avec le programme 10%, vous mangerez un peu moins, ne vous laisserez jamais affamer et intégrerez l'activité physique dans votre quotidien. Pour vous faire une idée de sa simplicité, faites ces quatres choses dès aujourd'hui:

Prenez des fibres le matin

On l'a dit, les personnes qui prennent un déjeuner équilibré arrivent généralement mieux à contrôler leur taux de sucre sanguin et à perdre du poids. À ce titre, les fibres jouent un rôle important, car elles ralentissent la digestion, prolongent le sentiment de satiété et préviennent la hausse rapide du taux de sucre sanguin à l'issue d'un repas. Voici quelques suggestions, au choix:

- 1 tasse de gruau d'avoine, ¼ tasse de fraises tranchées, ½ tasse de lait écrémé (6 g de fibres, 325 calories);

- 1 tasse de yogourt maigre non sucré, parsemé de 1 c. à soupe de céréales de son à haute teneur en fibres, ½ tasse de baies, melon ou mélange de fruits (7 g de fibres, 230 calories);

- 2 tranches de pain de blé entier grillées, garnies de 2 c. à soupe de beurre d'arachide croquant, une banane moyenne (10 g de fibres, 450 calories).

Faites une marche de 5 minutes

Cinq minutes, c'est court; vous pouvez donc facilement faire cet exercice sans bousculer vos horaires. Le simple fait de mettre un pied devant l'autre vous permettra d'acquérir l'habitude de l'activité physique. Vous pourriez, par exemple:

- accompagner votre enfant à l'arrêt d'autobus;

- entrer dans le centre commercial par la porte la plus éloignée de votre destination;

- aller chercher ou porter votre courrier à pied.

Choisissez vos émissions de télévision

Le Canadien moyen regarde la télé environ quatre heures par jour. Si on reste accroché à l'écran de son téléviseur, c'est bien souvent parce qu'il est allumé. Dès aujourd'hui, prenez l'habitude de consulter la programmation à l'avance et de choisir les émissions qui vous intéressent vraiment. Ainsi, vous aurez plus de temps à consacrer à d'autres activités. On a établi un lien indéniable entre l'excès de poids et le temps passé devant le téléviseur: des chercheurs australiens ont observé que le risque de surpoids était 183% plus élevé chez les sujets qui regardaient la télé de 2½ à 4 heures par jour que chez ceux qui consacraient moins d'une heure à cette activité.

Diminuez votre consommation d'un aliment donné

Quand on cherche à perdre du poids, ce qu'on se met dans la bouche compte moins que la quantité. Aux fins de ce programme, vous diminuerez votre apport calorique, que ce soit en remplaçant certains aliments par d'autres ou en diminuant votre consommation de ceux dont vous ne pouvez vous passer: 2 tranches de bacon plutôt que 3, un demi-verre de lait frappé plutôt qu'un, etc.

CHANGEMENTS DANS LA MÉDICATION

Si vous prenez des médicaments hypoglycémiants, vous pourrez probablement en modifier la posologie quand vous commencerez à perdre du poids, C'est, bien sûr, une décision que vous prendrez après avoir consulté votre médecin. Informez ce dernier des changements éventuels de votre taux de sucre sanguin. Au besoin, utilisez Le modèle de journal proposé à la page 213.

En plus de vous permettre d'économiser de l'argent et de vous protéger contre les effets indésirables potentiels des médicaments, une diminution de la posologie pourrait vous aider à perdre davantage de poids. En effet, la perte de poids conjuguée à l'exercice a pour conséquence de faire baisser le taux de sucre sanguin. Si vous ne diminuez pas votre posologie d'hypoglycémiants, cette chute pourrait être telle que vous pourriez être porté à faire des excès alimentaires pour la compenser.

Prêt à commencer?

Ce n'est sûrement pas la première fois que vous essayez de perdre du poids. Selon les résultats d'études, l'attitude qu'on adopte de même que les effets psychologiques des échecs antérieurs affectent les chances de réussite. Mais cela n'est vrai que si on laisse le passé dicter ses choix. Avez-vous l'attitude qu'il faut pour réussir? Lisez les affirmations suivantes et cochez celles avec lesquelles vous êtes d'accord.

❑ La meilleure façon de perdre du poids consiste à le faire lentement et graduellement plutôt que rapidement.

❑ Si je perds 10% de mon poids corporel, ce sera une réussite majeure qui aura un effet significatif sur mon état de santé.

❑ Je suis prêt à apporter quelques petits changements à mes habitudes alimentaires du moment que je peux continuer de manger ce que j'aime.

❑ Je peux être physiquement plus actif sans avoir à chambouler mon existence.

❑ Deux pas devant et un pas derrière, cela reste un progrès.

❑ Au lieu de suivre un régime, je veux changer pour de bon ma manière de manger.

❑ Même si les régimes ne m'ont pas apporté de résultats, je peux tout de même perdre du poids.

Plus vous aurez coché de cases, plus vos chances de réussir seront élevées, car c'est signe que vous adoptez la bonne attitude. Il ne reste plus maintenant qu'à décider quand vous commencerez. C'est simple : vous pouvez commencer *dès maintenant* à apporter de petits changements à vos habitudes quotidiennes.

La posologie sera établie en fonction des fluctuations de votre glycémie, de vos antécédents d'hypoglycémie, du type de médicament que vous prenez et des doses actuelles, ainsi que de l'intensité de votre programme d'exercices. En général, l'exercice modéré ne provoque pas de chutes prononcées de la glycémie, mais il n'est pas rare que les débutants soient pris de tremblements ou se sentent « bizarres » à l'issue d'une séance intensive. On peut aisément amoindrir ces effets en prenant une petite quantité d'un aliment sucré, par exemple, trois ou quatre bonbons ou pastilles ou 125 ml (une demi-tasse) de boisson gazeuse ordinaire, ou encore, en avalant un comprimé de glucose destiné à cet usage. Veillez toutefois à évitez les excès : une pointe de tarte, voire un repas complet risqueraient de saboter vos efforts.

SUIVI DU JOURNAL

Bien sûr, rien ne vous oblige à tenir un journal alimentaire jusqu'à la fin de vos jours, mais si vous souhaitez réussir, vous devriez l'envisager. Les résultats d'études indiquent que les sujets qui le font ingèrent généralement moins de calories et perdent plus de poids que ceux qui s'en abstiennent.

« Même en voyage, je notais sur un bout de papier ce que je mangeais », confie Vince Petroy, qui, au cours de l'étude DO IT, a réussi à ramener son taux de sucre sanguin à des valeurs normales. « De retour à l'hôtel, je transcrivais mes notes dans mon journal. Ça me demandait peu de temps et ça faisait un bon sujet de conversation. »

Si l'idée de tenir un journal vous déplaît au point de compromettre vos efforts, alors laissez tomber ou faites-le de manière moins rigoureuse. Les résultats d'études indiquent que cette pratique donne des résultats mesurables même quand on ne s'y tient que 50 à 75 % du temps.

solu

tion

(so•lu•tion) *nom*

1. Mélange liquide homogène
de deux ou plusieurs
substances.

2. Résolution d'une équation.

3. Action de résoudre (un
problème). Le programme
10% constitue une solution
à votre problème d'hyper-
glycémie (taux de sucre
sanguin élevé).

CHAPITRE 2

Programme 10%

ÉTAPE 1
choisir le bon moment

Tout comme en amour, en affaires, au théâtre et à la guerre, en matière de perte de poids, il faut savoir choisir le bon moment. Rien qu'en prenant conscience des moments où vous mangez, vous pouvez contribuer grandement à stabiliser votre taux de sucre sanguin et à prévenir l'accumulation excessive de graisse dans votre organisme.

La beauté du programme 10 %, c'est que vous mangerez plus souvent.

Curieusement, c'est la meilleure manière de perdre du poids et d'éviter les pics glycémiques. Alors, bienvenue au déjeuner et aux collations!

Quand on a le diabète, le simple acte de manger ressemble à un parcours en montagnes russes. Plus les intervalles entre les repas sont longs, plus les remontées et, par suite, les descentes sont prononcées. À l'inverse, en mangeant plus souvent, on diminue les écarts du taux de sucre sanguin, qui se rapproche alors des valeurs normales. Manger plus souvent est une manière simple de se sentir mieux, de perdre du poids et de prendre en charge son diabète.

Alors que la plupart des régimes mettent l'accent sur ce que l'on mange, le programme 10% se concentre plutôt sur le moment où on le fait. Les personnes qui cherchent à perdre du poids négligent trop souvent cet aspect. C'est d'ailleurs l'un des gros problèmes des diabétiques en surpoids : l'horaire et la fréquence de leur repas sont inadéquats. Heureusement, on peut facilement corriger cela.

En quoi l'horaire et la fréquence des repas sont-ils si importants ? Quand on cherche à perdre du poids, on se dit qu'il faut ingérer moins de calories et, par conséquent, manger moins souvent. Mais c'est faux. À long terme, quand on saute des repas ou qu'on reste de longues heures sans manger, on obtient l'effet inverse. Les résultats d'études et d'enquêtes auprès de vastes populations l'ont amplement prouvé ; vous l'avez peut-être d'ailleurs observé vous-même. On finit par ingérer plus de calories, les privations qu'on s'impose ainsi ayant un effet pervers : quand vient l'heure du repas, on a très faim et on avale alors tout ce qui nous tombe sous la main. De plus, quand on saute des repas, la glycémie fluctue exagérément, chose nullement souhaitable pour les diabétiques. D'où les deux règles du programme :

- Mangez au plus tard 2 heures après le lever.

- Ne restez jamais plus de 5 heures (4 heures pour les plus jeunes) sans prendre un repas ou un en-cas léger.

Ce conseil s'adresse particulièrement à ceux et celles qui sont du genre à se précipiter au travail le matin sans avoir avalé une bouchée ou à ne manger que lorsqu'ils sont affamés.

De l'aide, s'il-vous-plaît !

Le matin, mon taux de sucre sanguin est très élevé. Est-ce que je peux le faire baisser en sautant le déjeuner ?

Non. Il est vrai que, chez certains diabétiques, la glycémie est très élevée le matin. C'est normal ! C'est le « phénomène de l'aube » : le matin, le cerveau prépare le corps à affronter la journée en ordonnant la libération d'hormones hyperglycémiantes, tels le cortisol et l'adrénaline. Et puis, durant la nuit, le foie libère du glucose pour maintenir la glycémie à un niveau constant. L'élévation de la glycémie le matin est donc inévitable. Elle baissera naturellement durant la matinée. Il est donc inutile, et même dangereux, de sauter le déjeuner pour la diminuer !

Chaque diabétique est un cas particulier. Vérifiez votre taux de sucre sanguin vers 7 heures. S'il se situe souvent au-dessus de 11, attaquez-vous au problème la veille, par exemple en mangeant moins le soir ou en faisant de l'exercice avant d'aller au lit ; ainsi, vos muscles mobiliseront vos réserves de glucose durant de nombreuses heures. Au besoin, votre médecin devra peut-être modifier votre posologie d'insuline ou l'heure à laquelle vous prenez la dernière dose. Enfin, peut-être devrez-vous prendre un médicament le matin, jusqu'à ce que les changements apportés à votre alimentation ainsi que votre programme d'exercices et de gestion du stress parviennent à contrôler votre diabète.

Gâtez-vous : déjeunez !

D'abord, la première règle : mangez au plus tard deux heures après votre lever. Mieux encore, faites-le dans l'heure qui suit. Le délai de deux heures devrait constituer une exception.

Des chercheurs de l'université Harvard ont établi un lien entre le fait de déjeuner et une incidence plus faible de l'obésité et de l'insulinorésistance. De plus, les résultat d'une enquête menée par le National Weight Control Registry des États-Unis auprès de personnes au régime ayant réussi à perdre du poids indiquent que 78 % d'entre elles mangeaient le matin contre seulement 4 % qui ne le faisaient pas.

Ces études ont toutes été validées ailleurs dans les pays occidentaux et en Asie.

Substituts de repas

Bien qu'ils ne fassent pas partie du programme 10 %, les substituts de repas du commerce ont, au fil des ans, aidé de nombreux diabétiques à prendre l'habitude de déjeuner. Pratiques et simples à préparer, ils fournissent les nutriments essentiels à l'organisme. Parmi les produits offerts, on trouve le Slim-Fast, l'Ensure et la gamme Glucerna.

Attention, quand même. Il faut rappeler que les substituts ne sont efficaces que si le mode de vie va avec : activité physique, prise régulière de ces substituts aux mêmes heures, très peu d'excès (grosses fêtes le soir, par exemple). Variez les produits pour ne pas craquer à cause de la monotonie et réservez-les au déjeuner.

Un suivi médical est toujours recommandé. Par ailleurs, il ne faut en aucun cas donner ces produits aux enfants, aux adolescents et aux femmes enceintes, qui ont besoin de bien plus de protéines, de vitamines et d'acides aminés que ce que l'on retrouve dans ces subtituts.

Même si l'on n'est ni diabétique ni en surpoids, le déjeuner s'impose. D'abord, parce que, après une longue nuit de jeûne, on a besoin de carburant pour recharger ses batteries. Ensuite, parce que ce premier repas relance le métabolisme, qui restera actif de nombreuses heures. Sinon, il s'en tiendra au mode « faible combustion » que l'organisme règle le soir afin de conserver son énergie. Le déjeuner permet donc de brûler les calories ingérées, en autant bien sûr que les portions soient raisonnables (nous y reviendrons à l'étape 3), et de brûler potentiellement la graisse qu'on a stockée.

En outre, selon les résultats d'études, les sujets qui prennent un bon déjeuner, particulièrement s'il comprend des grains entiers, succombent moins facilement à l'attrait des aliments caloriques et gras plus tard dans la journée.

Des études ont montré que les enfants qui prennent un vrai déjeuner – ils ne sont pas nombreux – sont bien plus attentifs en classe, ne grignotent pas des aliments sortis des machines distributrices et risquent moins l'obésite à l'adolescence.

Petit-déjeuner ultra-rapide

Il ne vous faudra qu'une minute pour préparer ce sandwich à l'œuf que vous pourrez apporter au travail. Voici comment :

- Cassez un œuf dans une soucoupe, brisez le jaune en battant à la fourchette.
- Passez l'œuf 30 secondes au micro-ondes en réglant ce dernier sur «haute intensité». Sortez du four, battez puis remettez 30 secondes au micro-ondes.
- Servez sur une tranche de pain que vous aurez mise dans le grille-pain avant de faire cuire l'œuf. Pain et œuf seront ainsi prêts en même temps.

PRENDRE L'HABITUDE DE DÉJEUNER

Si vous êtes de ceux qui ne mangez pas le matin, sachez que le déjeuner est le repas le plus facile à préparer. Inutile de sortir le bol à mélanger, la poêle ou le gaufrier. En fait, plus votre déjeuner sera simple, plus vous serez susceptible de manger des choses saines, par exemple des fruits frais et des céréales de grains entiers. Voici quelques conseils :

MANGEZ DÈS LE LEVER. Si possible, prenez votre repas le plus tôt possible après votre lever. Ainsi, vous mangerez avant de sortir les ordures, promener le chien, payer les factures ou vous laisser entraîner dans toute autre obligation qui pourrait vous empêcher de le faire.

PRÉVOYEZ DU TEMPS POUR MANGER. Il se peut que vous ne mangiez pas le matin parce que vous êtes pressé et n'en avez pas le temps plutôt que par désir d'éviter les calories en trop. Si c'est le cas, réglez votre réveil 15 minutes plus tôt en veillant toutefois à vous coucher plus tôt le soir. Quand on a le diabète, il est essentiel de ne pas court-circuiter son sommeil (nous y reviendrons à l'étape six). Si possible, levez-vous avant les autres membres de la famille, car il est beaucoup plus facile de se faire à manger quand on n'a pas à s'occuper d'enfants qui se traînent les pieds, de parents qui ont besoin de soins, ou d'une autre personne qui réclame de l'attention.

APPORTEZ VOTRE DÉJEUNER AU TRAVAIL. S'il vous semble impossible de vous asseoir pour manger avant de vous précipiter au travail, vous pouvez toujours apporter votre déjeuner avec vous. Le choix d'aliments ne manque pas. (Voyez l'encadré Combinaisons gagnantes.)

REPENSEZ LE DÉJEUNER. Quand les gens disent qu'ils n'aiment pas déjeuner, c'est souvent, en fait, qu'ils n'aiment pas ce qu'on prend habituellement à ce repas, c'est-à-dire les œufs, le pain grillé ou les céréales. Mais tant que vous fournissez à votre organisme des protéines et des glucides, le menu importe peu. Voici quelques exemples de déjeuners tout aussi nutritifs, équilibrés et peu caloriques que les céréales et le lait.

- Sandwich grillé au beurre d'arachide et à la banane sur du pain de grains entiers (complet).

- Reste de pizza au fromage, légumes et champignons de la veille ; une pointe.

- Sandwich de pain complet à la dinde, avec laitue et tomate.

- Sandwich au jambon.

- Salade aux œufs sur muffin anglais de grains entiers : une variante plus saine du plat minute classique.

PRÉPAREZ VOTRE DÉJEUNER LA VEILLE. Les gens qui ne prennent pas de déjeuner donnent souvent comme prétexte la bousculade du matin. La solution : préparez votre repas la veille. Voici quelques suggestions :

- Préparez la cafetière. Le lendemain, vous n'aurez plus qu'à appuyer sur le bouton. Si votre appareil est doté d'une minuterie, réglez-la à ce moment-là.

- Faites cuire des œufs à la coque et mettez-les au réfrigérateur.

- Dressez la table et sortez les céréales, muffins ou autres denrées non périssables.

Combinaisons gagnantes

Même un repas pris à la sauvette peut être équilibré, c'est-à-dire comprendre des protéines, des glucides, un fruit ou un légume. (Vous en apprendrez plus sur l'importance de cet équilibre à l'étape deux.) Les boissons substituts de repas répondent à ce critère. Ou encore, composez votre repas avec un mélange des produits suivants.

PROTÉINES	GLUCIDES	FRUIT
1 œuf dur	1 petit muffin au son	1 banane moyenne
30 g de fromage allégé	1 mini-bagel	1 pomme moyenne
500 ml de lait écrémé	1 barre de céréales	20 raisins sans pépins
250 ml de yogourt maigre	2 c. à soupe de céréales en boîte	1 petite boîte de raisins secs
1 sac d'arachides de 30 g	1 portion de gruau à cuisson rapide	1 petit carton de jus

- Sortez les ordures, préparez les boîtes repas du midi, videz le lave-vaisselle, bref débarrassez-vous des tâches que vous réservez habituellement pour le matin. En prime, ces activités vous empêcheront peut-être de grignoter durant la soirée.

- Coupez des fruits que vous n'aurez qu'à ajouter à vos céréales le lendemain.

- Tranchez des bagels en deux et mettez-les au frigo dans un sachet de plastique.

Tromper son appétit

En général, quand on avale de petites quantités de nourriture tout au long de la journée, on mange moins aux repas. Mais ce n'est pas toujours le cas. Si vous découvrez que vous continuez à prendre des repas gargantuesques, essayez ceci : environ 20 minutes avant de vous asseoir à table, prenez un petit morceau de fromage maigre ou un mets similaire. Votre cerveau enregistrera le signal de satiété et vous mangerez moins au repas.

Mangez entre les repas

Combien de fois vous a-t-on répété de ne pas manger entre les repas pour ne pas vous couper l'appétit ? Qui sait, vous ressassez peut-être ce lieu commun à vos enfants. Mais ce n'est pas parce qu'un chose est répétée mille fois qu'elle est vraie.

Avant de partir le matin, demandez-vous quand vous prendrez votre prochain repas. Il est possible que ce ne soit pas avant 13 heures. Si vous avez pris votre déjeuner à 7 heures, vous aurez alors passé plus de cinq heures sans avaler une bouchée. C'est trop. La solution, c'est de prendre un en-cas dans l'avant-midi. De préférence, apportez-le, les possibilités de trouver quelque chose de sain à proximité du travail étant généralement rares.

Il faut environ quatre heures, cinq tout au plus, pour digérer un repas. Au bout de ce temps, l'estomac est complètement vide. Ignorant quand il sera à nouveau alimenté, l'organisme ralentit le métabolisme afin de conserver son énergie. Par conséquent, on arrive plus difficilement à brûler les graisses en réserve. C'est comme si vous laissiez le niveau du réservoir à essence descendre dangereusement bas. Pour conserver l'essence et éviter de vous retrouver en panne, vous relâchez la pédale de l'accélérateur.

Le même principe s'applique à l'intervalle entre le dîner et le souper : si vous croyez qu'il sera de cinq heures ou plus, prenez un goûter dans l'après-midi.

Des chercheurs en nutrition pensent qu'en répartissant son apport calorique tout au long de la journée plutôt qu'en le concentrant sur quelques gros repas, l'organisme brûle jusqu'à 10% de calories en plus. En outre, cette approche permet de prévenir les fringales qui poussent les gens à manger tout ce qu'il leur tombe sous la main. Bien que quelques travaux, conduits notamment sur des centenaires, aient mis en évidence l'importance de ne manger qu'une seule fois dans la journée, la plupart constatent que trois repas par jour sont une bonne fréquence, quatre repas (ajout d'un goûter entre dîner et souper) pour les personnes ayant besoin d'un apport calorique supplémentaire: enfants, ados, femmes enceintes. L'essentiel est d'éviter le grignotage, désastreux pour l'organisme. Et rappelons-le, il faut manger toutes les 4 à 5 heures..

Évitez de trop manger le soir

Dernière règle: autant que possible, prenez votre dernier repas de la journée au plus tard à 19 heures. D'une certaine manière, toutes les règles que vous avez suivies durant la journée sont destinées à vous permettre de respecter celle qui consiste à éviter de trop manger, le soir. Mais voilà, c'est le moment de la journée où l'on dispose généralement de plus de temps pour s'alimenter. Ensuite, on s'asseoit devant le téléviseur et on grignote un petit quelque chose. D'ailleurs, selon les résultats d'essais cliniques, l'apport calorique de la plupart des diabétiques en surpoids est plus élevé le soir qu'à tout autre moment de la journée.

Pourtant, la dernière chose dont on a besoin le soir, c'est d'ingérer des tonnes de calories, car le métabolisme ralentit en prévision de la nuit.

Attention aux quantités!

Le seul danger des en-cas, c'est qu'ils prennent l'allure de véritables repas, qui s'ajouteront aux autres. Pour éviter de tomber dans ce piège, limitez-vous à 150 calories par collation; cela devrait suffire à combler votre appétit. Voici quelques suggestions:

- 1 tasse de yogourt non sucré, à faible teneur en lipides
- 30 g de fromage sans gras
- 1 sachet de tomates cerises, de tranches de poivron rouge, de carottes ou de concombres
- 1 cornichon mariné (si vous n'avez pas à surveiller votre apport en sodium)
- 4 tasses de maïs soufflé (popcorn) à l'air chaud
- 1 pomme, 1 orange ou 1 banane

Ces calories risquent d'être stockées sous forme de graisse. Et l'ingestion de toute cette nourriture en fin de journée exige de

Les en-cas, c'est efficace

Linda Anthony a été élevée à la manière des Italiens, ce qui explique, selon elle, ses anciennes habitudes alimentaires. Dans cette famille, on ne lésinait pas sur la nourriture «Nous mangions quand nous étions heureux, quand nous étions tristes, lors des réunions familiales, etc., confie-t-elle. Toute notre existence tournait autour de la nourriture. Le midi, nous avalions de gros morceaux de saucisson de Bologne et, au souper, on me servait deux ou trois portions énormes de spaghetti.» Si elle s'alimentait surtout aux repas, elle n'hésitait pas à grignoter le soir. «J'ai honte de l'admettre, avoue-t-elle, mais j'ai déjà pris toute une pizza à moi toute seule. Huit pointes!»

Les effets de ces habitudes étaient on ne peut plus visibles : elle mesurait 1,60 m, pesait 109 kg et son taux de sucre sanguin frôlait les 13 mmol/l. Quand elle s'est rendu compte qu'il lui faudrait peut-être prendre des médicaments hypoglycémiants, un signal d'alarme a été déclenché. «Après avoir perdu la vue et souffert de troubles rénaux, ma mère est morte à l'âge de 69 ans des complications du diabète, raconte-t-elle. J'ai eu une peur bleue et ça m'a secouée.»

Elle s'est mise à la marche et a entrepris de réduire son apport calorique. Chose qui, après autant d'années de gloutonnerie, n'a pas été facile. Mais les petits goûters l'ont aidée à tenir le coup. «Je m'alimentais plus souvent, si bien que j'avais moins faim à l'heure du souper. Au bout du compte, je mangeais moins.»

Ses choix alimentaires ont également joué un rôle indéniable. Jadis peu amatrice de fruits, elle garde ajourd'hui à portée de main des bananes ou d'autres produits riches en fibres. Comme elle adore les légumes, elle veille à disposer en tout temps de tomates cerise et de concombres. «Ce n'est pas un aliment particulièrement jouissif, mais il faut ce qu'il faut, pas vrai?»

Elle a même trouvé des manières créatives de se concocter des gâteries aussi délicieuses que saines. Par exemple, une mousse composée de pouding au chocolat sans gras et sans sucre, et de garniture fouettée sans gras, qu'elle agrémente de poudre de gélatine non sucrée à la cerise ou à la framboise. Ou encore, elle se prépare un pouding à la vanille aromatisé à la poudre de gélatine au citron vert ou à l'orange. «Ça a le même goût que la tarte au citron vert», affirme-t-elle.

Pendant les six premiers mois, elle a perdu 18 kg et, au bout de 17 mois, 54 kg, soit la moitié de son poids initial. Sa glycémie est en moyenne de 5 ; elle se situe donc dans les valeurs normales. «Chose étonnante, confie-t-elle, je n'ai aucunement le sentiment de me priver.»

l'organisme qu'il se concentre sur le processus de digestion plutôt que sur la régénération des tissus, phénomène physiologique qui se produit durant la nuit. De plus, quand la digestion est lourde, elle risque de perturber le sommeil, ce qui accroît la difficulté de contrôler sa glycémie, comme nous le verrons à l'étape 6. Enfin, les repas ou collations pris tard dans la soirée peuvent avoir pour effet de faire grimper le taux de sucre sanguin au moment du lever.

Cela ne signifie pas que vous deviez vous abstenir de toute nourriture en soirée. Si vous avez réellement faim, prenez une collation légère. L'important, c'est d'éviter de vous gaver par habitude ou pour combattre l'ennui.

Un mot sur l'exercice

Y a-t-il un moment meilleur qu'un autre pour faire de l'exercice? La réponse est simple : le moment qui vous convient le mieux. L'exercice essentiel est la marche, si possible rapide. Une demi-heure par jour semble suffire. Cela veut dire de sortir à une station de métro ou de bus avant la station habituelle, de ne pas toujours prendre les escaliers roulants.

Les exercices tels que la marche et l'aérobique modéré ont pour effet de faire baisser le taux de sucre sanguin durant la séance et tout au long de la journée qui suit. C'est une bonne chose mais cela présente un certain risque, particulièrement quand on est sous médication ou insuline. Par exemple, si vous allez marcher une heure tout de suite après avoir pris votre médicament ou votre insuline, votre taux de sucre sanguin pourrait chuter dangereusement.

D'un autre côté, si vous prenez une dose insuffisante d'insuline, votre taux de sucre sanguin pourrait s'élever excessivement durant l'exercice. Car lorsqu'on est physiquement actif, le foie accroît sa production de glucose ; si la quantité d'insuline est inadéquate, l'organisme pourrait avoir du mal à tirer du sang le glucose nécessaire à l'alimentation des muscles actifs. En définitive, c'est à vous et à votre médecin qu'il revient de faire le point sur cette question, mais vous parerez à de nombreux problèmes en respectant les règles suivantes.

● Faites vos exercices une heure ou deux après avoir mangé. À ce moment-là, votre taux de sucre sanguin sera relativement élevé et vos muscles disposeront d'une quantité adéquate de

Une journée bien planifiée

Voici à quoi pourrait ressembler le programme et le menu d'une journée type.

8h00 déjeuner : ½ à 1 tasse de céréales riches en fibres, 1 tasse de lait écrémé et une banane moyenne

9h00 séance d'exercice

10h30 en-cas : 20 grains de raisin rouge

13h00 dîner : poitrine de dinde sur pain de grains entiers, 1 tasse de soupe aux légumes, 1 à 2 tasses de salade, 15 ml (1 c. à soupe) de sauce à salade hypocalorique et thé glacé de régime

14h00 séance d'exercice

16h00 goûter : ¾ tasse de yogourt sans gras et sans sucre

18h30 souper : 115 g de saumon cuit au four, 1 petite pomme de terre au four vaporisée d'un enduit non calorique à saveur de beurre, 1 tasse de brocoli vapeur, ½ tasse de carottes vapeur et 1 tasse de fraises fraîches garnies de 2. c. à soupe de garniture fouettée sans gras.

19h30 séance d'exercice

22h00 collation (facultatif) : 1 tasse de pouding au chocolat sans gras et sans sucre, préparé avec du lait écrémé ou à faible teneur en gras.

glucose. En outre, le processus de digestion sera à toutes fins pratiques terminé, si bien que vous disposerez de l'énergie requise pour votre entraînement physique.

- Étant donné que l'activité physique a pour effet de faire baisser le taux de sucre sanguin, demandez à votre médecin si vous pouvez diminuer la dose de votre médicament ou même vous abstenir d'en prendre avant de faire vos exercices. S'il vous le déconseille, évitez de faire de l'exercice quand l'effet du médicament est à son maximum.

- Si vous prenez de l'insuline, planifiez vos séances d'entraînement de manière à éviter l'activité physique quand l'effet est à son maximum, ce qui se produit généralement au cours de l'heure ou des deux heures qui suivent l'injection. Votre médecin voudra probablement vérifier l'effet de l'exercice sur votre glycémie et pourrait vous demander de la mesurer avant et après votre séance. Selon les résultats, il pourrait modifier la dose d'insuline que vous prendrez avant de chausser vos baskets.

ÉTAPE 2 maîtriser l'approche visuelle de l'assiette

Nous allons maintenant passer aux choses sérieuses, à savoir ce que vous devriez manger. Sortez une assiette et mettez-vous à table, car votre assiette, et la manière dont vous la remplissez, est au cœur du programme 10%.

Dans cette étape, vous découvrirez une stratégie particulièrement adaptée aux diabétiques. Il s'agit de l'approche visuelle du contenu de l'assiette, qui est d'une simplicité enfantine.

Grâce à la nouvelle répartition du contenu de votre assiette, vous allez équilibrer vos repas en consommant légumes, protéines et glucides dans des proportions idéales. C'est grâce à cet équilibre que vous pourrez perdre du poids et que votre glycémie se normalisera. En substance, cette stratégie permet de diminuer l'apport calorique, but de tout programme de perte de poids. De plus, elle limite la quantité de glucides consommés au cours d'un même repas sans qu'il soit nécessaire d'en faire le décompte exact. Autre avantage, en la suivant, vous mangerez à votre faim et n'aurez pas le sentiment de vous priver.

Imaginez qu'on vous sert un souper classique, peut-être d'ailleurs celui que vous allez prendre tout à l'heure. De quoi est composée votre assiette ? Il est fort probable que la viande y domine. Il s'agit peut-être d'un gros bifteck juteux pesant dans les 225 g ou plus et qui en occupe plus de la moitié. Le reste sera probablement composé d'une énorme pomme de terre cuite au four et garnie de crème sure (crème aigre). Pour compléter le tout, quelques maigres haricots verts ou, pire, des grains de maïs baignant dans le beurre.

C'est exactement ce genre de repas qui fait grossir et obstrue les artères. Les diabétiques, pour qui la cardiopathie constitue une menace sérieuse, devraient l'éviter à tout prix. De nombreuses études montrent que le risque de diabète est démultiplié par une consommation quotidienne de viande rouge supérieure à 100 g (et de charcuterie).

On ne vous demandera pas, bien sûr, de renoncer à la viande et aux pommes de terre, mais plutôt d'apporter quelques changements, notamment dans la manière dont vous remplissez votre assiette. Pour vous y aider, il n'y a rien comme une approche visuelle qui vous permettra de voir effectivement à quoi votre assiette devrait ressembler. C'est la place qu'occupent les légumes qui constitue d'ailleurs le principal changement. Cette maigre portion de haricots prendra du volume, diminuant proportionnellement celui des viandes grasses et des féculents, principales sources de calories.

Combattre le diabète et les autres maladies

Les légumes sont souvent les parents pauvres des régimes à faible teneur en glucides. C'est dommage, car ils fournissent des phytochimiques, comme les antioxydants, substances qui aident l'organisme à combattre la maladie et les ravages du vieillissement. Ainsi, le brocoli, le chou et les autres crucifères sont anticancéreux tandis que les antioxydants de la tomate, de la carotte et du poivron protègent l'œil. De nombreux légumes renferment des flavonoïdes, qui contribuent à neutraliser les radicaux libres, formes instables de l'oxygène qui favorisent l'apparition de cardiopathies et de cancers. D'autres substances stimulent les cellules immunitaires et la production d'enzymes anti-infectieuses.

L'approche visuelle

L'assiette classique est habituellement composée de trois catégories d'aliments : la viande, les féculents et les légumes. Elle est donc divisée en trois parties. Cette division constituera le point de départ de l'approche que nous proposons. L'important, c'est la place qu'occupe chacune des catégories d'aliments.

Pour visualiser l'assiette idéale, divisez-la mentalement en deux moitiés, puis divisez la moitié de droite en deux parties égales. Gardez cette division à l'esprit quand vous prenez un repas. Voici en quoi consistent les diverses catégories :

1. **À GAUCHE, LES LÉGUMES.** Tous les légumes conviennent à l'exception de la pomme de terre et du maïs, qui sont des féculents. À l'occasion, vous pourrez remplacer ou compléter le ou les légumes par un fruit.

2. **EN HAUT À DROITE, LES FÉCULENTS.** C'est-à-dire les glucides lents comme le pain complet ou les pâtes de blé entier, le riz complet, la pomme de terre ou le maïs.

3. **EN BAS À DROITE, LES ALIMENTS PROTÉINÉS.** À cette catégorie, appartiennent la viande rouge, l'œuf, le poisson, la volaille et les produits laitiers (fromage, yogourt).

L'assiette classique revisitée

En mettant l'accent sur les légumes plutôt que sur les aliments gras, l'approche visuelle du contenu de l'assiette permet de réduire notablement l'apport calorique.

1058 CALORIES   **440 CALORIES**

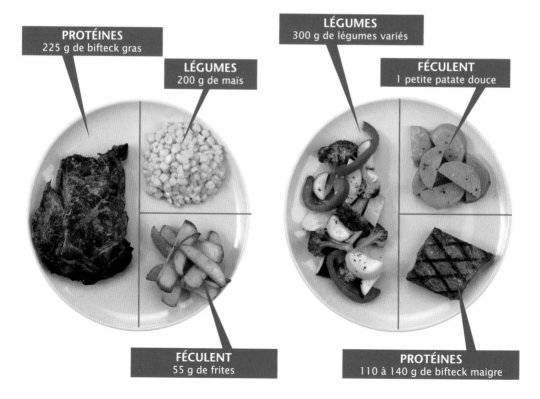

PROTÉINES
225 g de bifteck gras

LÉGUMES
200 g de maïs

LÉGUMES
300 g de légumes variés

FÉCULENT
1 petite patate douce

FÉCULENT
55 g de frites

PROTÉINES
110 à 140 g de bifteck maigre

Voilà en gros en quoi consiste l'approche visuelle. Vous pouvez aussi prendre un peu d'huile ou de margarine. Remarque : pour limiter votre apport en gras trans, ces huiles partiellement hydrogénées qui élèvent le taux de cholestérol HDL (le « mauvais »), optez toujours pour la margarine molle de préférence à la dure, car le durcissement de la margarine passe par son hydrogénation, processus qui génère des gras trans. Vous pouvez avaler tout le contenu de votre assiette sans crainte. En fait, vous pouvez même remplir à quelques reprises la moitié réservée aux légumes, tant que vous avez faim. En revanche, ne vous servez pas une seconde portion de glucides et de protéines. Cette partie de l'assiette est à service unique !

Si cette approche est si efficace, c'est qu'elle repose sur l'intuition. Nul besoin de compter son apport en glucides ou en calories, ni de consulter un tableau de substituts acceptables ou l'indice glycémique. Et contrairement à certains régimes à faible teneur en glucides, aucun groupe alimentaire n'est interdit. Peut-être avez-vous déjà eu du succès avec ce type de programme mais, selon les résultats d'études, les approches plus simples sont tout aussi efficaces et les gens ont généralement moins de mal à s'y tenir à long terme.

De surcroît, elle offre trois bienfaits : elle réduit l'apport calorique, limite l'ingestion de glucides et comble l'appétit.

BIENFAIT 1 — APPORT CALORIQUE PLUS FAIBLE

On n'y coupe pas : pour perdre du poids, il faut ingérer moins de calories qu'on en brûle. Pour ce faire, il n'y a guère plus simple que l'approche visuelle du contenu de l'assiette, qui propose d'augmenter sa consommation de légumes et de diminuer celle des autres catégories d'aliments. La moitié de l'assiette est occupée par les légumes, qui constituent en quelque sorte la part du lion. Ainsi, ces aliments se substi-

Et les légumineuses ?

Comment classer les légumineuses qui, bien que techniquement des légumes, sont à la fois riches en glucides et en protéines ? Il y a diverses possibilités. Comme elles sont plus caloriques que les autres légumes, elles ne devraient pas figurer dans la moitié de l'assiette consacrée aux légumes. Par contre, elles peuvent tenir lieu soit de protéines soit de féculents. Par exemple, si vous préparez un chili, vous pouvez remplacer la viande par des haricots rouges ; votre plat sera ainsi moins gras et moins calorique. Les haricots seront alors vos protéines. Par contre, si vous préparez un poulet aux haricots, ces derniers tiendront lieu de féculent et, par conséquent, figureront dans le quartier supérieur droit de votre assiette.

tuent en partie aux féculents et viandes, nettement plus caloriques.

Étant donné leur teneur élevée en eau, les légumes sont relativement volumineux. C'est un avantage, de taille pourrait-on dire, puisque le cerveau y voit là de quoi satisfaire amplement l'appétit. De plus, comme ils occupent proportion-nellement plus d'espace que les autres aliments dans l'esto-mac, ils déclenchent plus rapidement le signal de satiété.

Consommer plus de légumes, cela signifie aussi prendre moins de lipides, sauf si les légumes ont été cuisinés avec des matières grasses. C'est important, car les gras fournissent deux fois plus de calories que les glucides ou les protéines. On ne s'étonnera donc pas que les chercheurs observent une baisse systématique de l'apport calorique et une perte de poids chez ceux qui consomment beaucoup de légumes.

Calories : valeurs comparatives

Comparez : ces deux petits morceaux de fromage fournissent à peu près la même quantité de calories qu'une montagne de légumes.

225 CALORIES

220 CALORIES

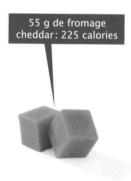

55 g de fromage cheddar : 225 calories

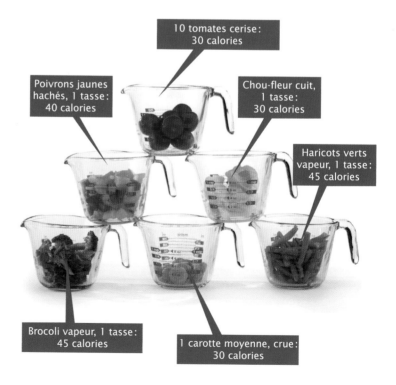

10 tomates cerise : 30 calories

Poivrons jaunes hachés, 1 tasse : 40 calories

Chou-fleur cuit, 1 tasse : 30 calories

Haricots verts vapeur, 1 tasse : 45 calories

Brocoli vapeur, 1 tasse : 45 calories

1 carotte moyenne, crue : 30 calories

quiz
Faire les bons choix et changer ses habitudes

La réussite d'un programme dépend à la fois de ses habitudes et de ses connaissances. Pour faire le point sur les vôtres, encerclez les chiffres correspondant aux réponses qui reflètent le mieux votre comportement et vos décisions.

1. Quel est l'aliment vedette de la plupart de vos diners et soupers ?
1 La viande
2 Les féculents (pâtes, pomme de terre, pain, riz ou maïs)
3 Les légumes (à l'exception de la pomme de terre et du maïs)

2. Sans tenir compte de la pomme de terre et du maïs, quelle place occupent généralement les légumes dans votre assiette ?
1 Ils n'ont aucune place : je ne mange que des pommes de terre et du maïs
2 Environ le quart de mon assiette
3 La moitié de mon assiette ou plus

3. Quel genre de pain prenez-vous habituellement ?
1 Pain blanc
2 Pain de blé
3 Pain complet ou multigrains

4. Encerclez ce qui correspond à votre réalité :
1 Je suis porté à toujours manger les mêmes légumes
2 Les légumes sont insipides
3 Je consommerais plus de légumes si je savais comment les apprêter

5. À quelle fréquence mangez-vous de la salade ?
1 Uniquement au restaurant
2 Les salades sont insipides ; j'en mange rarement
3 Je prends une salade au repas plusieurs fois par semaine

6. D'après vous, lesquels de ces gras sont bons pour la santé ?
1 Les gras de la viande ou des produits à base de lait entier
2 Le beurre, la margarine ou la graisse végétale
3 L'huile d'olive ou de canola, ou le beurre d'arachide

7. À quelle fréquence prenez-vous des produits laitiers pauvres en gras (lait, fromage ou yogourt) ?
1 Rarement ou jamais
2 Une fois par jour
3 Deux ou trois fois par jour

8. Combien de boissons gazeuses prenez-vous en moyenne chaque jour ?
1 Trois ou plus
2 Une ou deux
3 Aucune

Additionnez votre score et tournez la page.

Vos résultats

20 à 24 : vous ne devriez avoir aucun mal à adopter l'approche visuelle du contenu de l'assiette étant donné que vous en appliquez déjà plusieurs principes.

14 à 19 : vous êtes sur la bonne voie mais il vous faudra apporter quelques changements. Relisez les questions pour lesquelles vous avez obtenu 3 points et demandez-vous pourquoi ces bonnes habitudes vous semblent plus faciles que les autres ; il y a peut-être là une leçon à tirer qui pourrait vous être utile pour les autres aspects.

8 à 13 : pour vous rapprocher des objectifs mis de l'avant par l'approche visuelle, vous devrez apporter graduellement des changements à vos habitudes, par exemple, augmenter votre consommation de légumes et réduire vos portions. En premier lieu, concentrez-vous sur les éléments pour lesquels vous avez obtenu un point.

Commentaires sur les questions :

1. Si vous avez répondu «légumes», vous êtes définitivement sur la voie de la réussite. Aucun autre groupe alimentaire ne fournit autant de nutriments et aussi peu de calories. Vous pouvez en consommer tout votre content sans craindre de prendre du poids. Si vous avez plutôt répondu «viande» ou «féculents», vous apprendrez dans ce chapitre à répartir autrement les protéines et les glucides dans votre assiette. Rien ne vous interdit d'en consommer mais, en modifiant les proportions, vous augmenterez considérablement vos chances de perdre du poids et de faire baisser votre taux de sucre sanguin.

2. Vous perdrez certainement du poids si vous remplacez en tout ou en partie la pomme de terre et le maïs par des légumes non féculents.

3. Si vous avez coché le chiffre 3, vous ne pouvez que vous en féliciter : le pain de blé entier exerce moins d'effets sur la glycémie que le pain blanc. Restez sur vos gardes : pain de blé n'équivaut pas à pain de blé entier.

4. Quelque soit votre réponse, elle indique que vous ne consommez pas suffisamment de légumes. Il est temps de découvrir de nouvelles manières de les intégrer dans votre alimentation.

5. Si vous aimez les salades, bravo! Au restaurant, demandez qu'on vous serve la sauce à part. Les sachets de laitue prélavée et de légumes coupés facilitent grandement la préparation des salades. Si ces dernières vous semblent insipides, reportez-vous à la page 71 pour des suggestions de garnitures originales.

6. Les huiles d'olive, de canola et de colza renferment de bons gras qui contribuent à protéger contre la cardiopathie. À l'inverse, les autres la favorisent.

7. Il est recommandé de prendre deux ou trois portions de produits laitiers par jour. En plus de constituer une bonne source de protéines, ils renferment du calcium, minéral qui favorise la perte de poids

8. Bien que caloriques, les boissons gazeuses ne comblent guère l'appétit. Les boissons de régime sont acceptables mais il ne faut pas en abuser, car elles déclenchent l'envie de sucre. Privilégiez l'eau.

2 APPORT GLUCIDIQUE PLUS FAIBLE

Contrairement à la croyance populaire, les glucides (hydrates de carbone) ne sont pas mauvais, même pour les diabétiques. En fait, ils constituent la principale source énergétique de l'organisme et une source importante de vitamines B, fer, fibres, ainsi que de chrome, oligo-élément réputé favoriser l'utilisation de l'insuline par les cellules. L'organisme se sert en premier lieu des glucides pour sa production d'énergie, ensuite il brûle des lipides. Les protéines peuvent donc exercer leurs diverses fonctions, notamment celle de régénérer les tissus corporels. Il ne faut pas supprimer les glucides.

Par contre, on doit éviter d'en prendre trop en une seule séance, car ils se dégradent plus rapidement en glucose que les lipides ou les protéines. Il faut aussi préférer les glucides lents. Si vous prenez une grosse assiette de spaghetti, votre taux de sucre sanguin risque de grimper considérablement. En limitant les glucides au quart du contenu de votre assiette, l'approche visuelle vous aidera à en préserver l'équilibre.

Les glucides sur la sellette

Il règne une certaine confusion autour de la question des glucides (hydrates de carbone), et bien des gens pensent qu'il vaut mieux les éviter. Pourtant, ils font partie d'une alimentation équilibrée. Que faut-il en penser? On accuse parfois les glucides de contribuer à l'épidémie d'obésité qui sévit actuellement. S'il est vrai que la consommation en excès de glucides rapides peut entraîner un gain de poids, leurs effets ne s'arrêtent pas là. Des chercheurs pensent qu'ils rendent la perte de poids plus difficile chez les personnes qui font de l'embonpoint. Comme ils se dégradent facilement en glucose, l'organisme disposerait de ce dernier en telle quantité qu'il n'aurait pas à brûler ses réserves de graisse pour produire de l'énergie.

Il est bon de limiter sa consommation de glucides rapides (pain blanc, barres sucrées, pâtisseries, produits raffinés) mais pas de glucides lents (pain complet, pâtes). Car on se priverait ainsi de grains entiers, aliments riches en fibres, vitamines et minéraux. Les résultats de plusieurs études indiquent d'ailleurs que les glucides lents diminuent le risque de diabète, ainsi que de cardiopathies et d'AVC.

Il faut également garder à l'esprit que la quantité ingérée de calories compte, quelle que soit leur origine. C'est ce qu'ont découvert récemment des chercheurs: en comparant les effets de deux régimes – à faible teneur en glucides ou en lipides – dont l'apport calorique était similaire, ils ont observé que, au bout de six semaines, les sujets des deux groupes avaient perdu un poids équivalent.

En plus de limiter l'apport tant des lipides que des glucides, l'approche visuelle du contenu de l'assiette met l'accent sur le choix des bons glucides, c'est-à-dire ceux qu'il est convenu de qualifier de complexes, ou encore de «sucres lents».

BIENFAIT 3 GRÂCE À L'APPROCHE VISUELLE DE L'ASSIETTE, ON N'A JAMAIS FAIM

Il est essentiel de prendre des protéines à tous les repas car elles rassasient plus que les glucides : à poids égal, elles fournissent la même quantité de calories (4 par gramme). En outre, elles se digèrent plus lentement et, par conséquent, exercent un effet moindre sur la glycémie. Enfin, elles sont nécessaires à l'élaboration des cellules et molécules de l'organisme, depuis les muscles jusqu'aux cellules immunitaires en passant par les enzymes et les hormones.

Pour perdre du poids plus rapidement, ne devrait-on donc pas suivre un régime à haute teneur en protéines ? Eh bien non. D'abord, parce que nos sources de protéines les plus courantes, notamment la viande, sont généralement riches en gras saturés. Or, les diabétiques doivent éviter autant que possible ces gras, qui obstruent des artères déjà sujettes à la cardiopathie et exacerbent l'insulinorésistance des cellules, principale cause du diabète de type 2.

Ensuite, parce qu'un excès de protéines aurait pour effet de priver l'organisme de glucides, son principal carburant. C'est comme si, pour vous chauffer, vous utilisiez les pièces de bois de vos murs plutôt que du gaz ou du mazout. Comme carburant, les protéines ne sont pas aussi efficaces que les glucides

Fibres : un avantage supplémentaire

En prime, l'approche visuelle de l'assiette vous permettra d'ingérer quantité de fibres. Bien qu'il ne s'agisse pas de nutriments, puisque l'organisme ne les digère pas, les fibres jouent un rôle important à plusieurs égards.

▸ Elles ralentissent la digestion et préviennent l'élévation rapide du taux de sucre sanguin à l'issue d'un repas. Leur action est telle qu'elles peuvent, en fait, le faire baisser. De plus, elles prolongent le sentiment de satiété.

▸ Elles contribuent à combler l'appétit sans apporter de calories. Selon les conclusions d'une étude menée sur dix ans, les sujets qui prenaient plus d'aliments riches en fibres pesaient en moyenne 4,5 kg de moins que ceux qui en prenaient moins.

▸ Les fibres solubles présentes dans le haricot sec, l'orge et les flocons d'avoine font baisser le taux de cholestérol et peuvent contribuer à atténuer le risque de cardiopathie.

▸ Une alimentation riche en fibres favorise la régularité intestinale et, en conséquence, diminue l'incidence de troubles tels que la constipation, le syndrome du côlon irritable et les hémorroïdes, qui sont courants chez ceux qui souffrent du diabète de type 2. Elle pourrait également diminuer le risque de cancer du côlon.

ou les lipides; elles doivent d'abord subir un processus de transformation chimique qui, par la même occasion, libère des sous-produits toxiques. L'organisme élimine ces derniers dans l'urine, ce qui explique qu'on perde plus de poids quand on suit un régime à haute teneur en protéines : en fait, on élimine de l'eau. Dès qu'on retourne à un régime normal, on reprend le poids perdu.

Enfin, les régimes à haute teneur en protéines font travailler excessivement les reins, ce qui constitue un risque supplémentaire pour les diabétiques, déjà sujets aux troubles rénaux.

L'approche visuelle : mode d'emploi

La première étape de cette approche consiste à choisir une assiette de taille adéquate. Elle ne sera ni trop petite ni trop grande. Un diamètre de 20 à 23 cm, sans compter le rebord, sera optimal. Au besoin, vous pouvez utiliser une assiette compartimentée, comme celles qui sont conçues pour les enfants. On trouve également dans le commerce des assiettes de carton divisées en trois compartiments qui conviennent très bien à l'approche visuelle.

Il se peut que, pour certains repas, la répartition de vos aliments ne soit pas exactement telle que nous le suggérons. Ainsi, un sauté pourrait comprendre les trois groupes d'aliments dans les bonnes proportions : glucides (riz entier), protéines maigres (languettes de poulet) et légumes (carotte, brocoli et pois gourmands). Cependant, dans ce cas, les ingrédients sont mélangés et ne constituent en fait qu'un seul plat. Aucun problème. Quand vous aurez maîtrisé cette approche et aurez une bonne idée de la quantité de nourriture que doit comporter chacun des compartiments, vous n'aurez plus besoin de diviser le contenu de votre assiette en trois parties. Du moment que les légumes constituent l'essentiel de votre sauté au poulet, ou de tout autre plat mixte, vous êtes sur la bonne voie.

Un mot sur le déjeuner : comme peu de gens consomment des légumes à ce premier repas de la journée, on peut aisément les remplacer par des mûres, des fraises, une banane, du jus d'orange ou tout autre fruit. Mais rien ne vous empêche, toutefois, de prendre une omelette, dans laquelle vous incorporerez une abondance de légumes.

À l'étape trois, nous vous suggérerons des idées de plats pour chacun des repas; vous pourrez ainsi planifier aisément votre menu de la semaine en suivant l'approche visuelle de l'assiette.

Légumes : la moitié de l'assiette

Presque tous les légumes conviennent à l'approche visuelle de l'assiette. Font exception la pomme de terre, le maïs et les légumineuses, qui sont en fait des féculents. Comme ils sont plus caloriques, vous en limiterez votre consommation à une seule portion (dans un quart de l'assiette). On est porté à considérer tous les légumes en bloc, comme s'il s'agissait d'un seul aliment. Pourtant, ils varient considérablement par leur saveur (sucrée, amère ou neutre), leur taille et leur couleur, qui va du vert au pourpre. Étant donné le choix impressionnant qui s'offre à nous aujourd'hui, comment décider de ceux qu'on consommera?

En premier lieu, optez pour ceux que vous aimez sans vous limiter toujours aux mêmes. En variant votre choix de légumes, votre apport nutritionnel sera plus équilibré et répondra mieux à vos besoins. Le brocoli constitue peut-être une petite mine de nutriments mais l'asperge en fournit d'autres, tout aussi importants. D'ailleurs, les résultats d'études indiquent que les sujets dont l'alimentation est variée, particulièrement en ce qui concerne les

De l'aide s'il-vous-plaît!

Les membres de ma famille détestent les légumes et, de mon côté, je ne suis pas prête à préparer des repas séparés. Comment résoudre ce problème?

Cherchez d'abord à savoir pourquoi ils n'aiment pas les légumes. Ce pourrait être une simple question de préparation. Si, par exemple, vous avez l'habitude de les faire cuire, servez-les crus, ou vice-versa. Quoiqu'il en soit, évitez de trop les cuire de sorte qu'ils préservent leur croquant. Passez-les à la vapeur ou incorporez-les dans des sautés ou des ragoûts plutôt que de les servir en plats d'accompagnement.

En outre, ne présumez pas que les aversions alimentaires sont coulées dans le béton. Avec l'âge, les goûts changent. Il se pourrait que les membres de votre famille acceptent de consommer ce qu'ils rejetaient auparavant. Des chercheurs ont d'ailleurs découvert que les gens étaient plus susceptibles d'aimer un aliment donné quand on le leur servait fréquemment. Par conséquent, ne baissez pas les bras. Enfin, gardez à l'esprit que vous êtes la personne qui souffre de diabète et qui doit bien manger. C'est peut-être aux autres de s'adapter.

légumes, consomment généralement moins de gras et courent moins de risque d'être en surpoids que ceux qui restreignent leur choix aux deux ou trois mêmes légumes.

Privilégiez les légumes particulièrement riches en nutriments. En général, ceux qui sont vivement colorés, que ce soit en vert, en rouge ou en jaune, renferment une abondance de vitamines, minéraux et autres nutriments d'importance. Ceux de la liste suivante constituent un bon début.

Asperge

Une tasse d'asperges vertes fournit 4 g de fibres, ainsi que quantité de vitamines C et B, et de folate.

ASTUCE : Comme leur vitamine C se dégrade rapidement, consommez les asperges un ou deux jours après leur achat. Faites-les cuire à la vapeur et arrosez-les de jus de citron ou de sauce soja aromatisée au gingembre. Ou faites-les griller au

Des légumes pour lester l'estomac

Les légumes ajoutent du volume aux repas sans être très caloriques. En les servant avec des pâtes ou autres plats semblables plutôt qu'avec une sauce riche, vous mangerez plus pour la même quantité de calories.

380 CALORIES

380 CALORIES

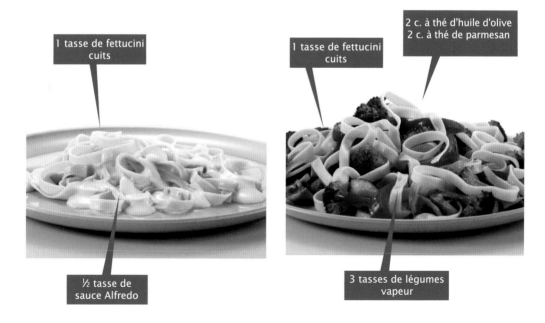

1 tasse de fettucini cuits

½ tasse de sauce Alfredo

2 c. à thé d'huile d'olive
2 c. à thé de parmesan

1 tasse de fettucini cuits

3 tasses de légumes vapeur

four avec un peu d'huile d'olive. Pour préparer une soupe, réduisez en purée des asperges cuites et réchauffez-les avec un peu de lait ; assaisonnez de persil ou d'estragon.

Brocoli

Considéré par plusieurs comme le roi des légumes, le brocoli est riche en antioxydants, dont les vitamines A et C. Ces substances contribuent à protéger contre le cancer et les cardiopathies. Il renferme aussi du calcium et pourrait, par conséquent, atténuer l'hypertension artérielle, un problème fréquent chez ceux qui souffrent du diabète de type 2.

ASTUCE : Pour éviter la dégradation de certains de ses nutriments, cuisez le brocoli rapidement à la vapeur, au micro-ondes, ou à la poêle avec un peu d'huile d'olive. Ou encore, faites-le blanchir 3 minutes dans l'eau bouillante : il ramollira légèrement mais restera croquant.

Choux de Bruxelles

Ces petits choux sont riches en vitamine C ainsi qu'en lutéine, antioxydant qui pourrait contribuer à atténuer le risque de cataracte ; c'est d'autant plus important pour les diabétiques qui sont sujets aux affections de l'œil.

ASTUCE : Comme la tige est plus coriace que les feuilles, pratiquez une incision en croix à la base ; la cuisson sera plus uniforme. Optez pour les petits choux de Bruxelles surgelés, qui sont particulièrement tendres, et faites-les cuire à peine de sorte qu'ils restent légèrement croquants.

Petit guide d'assaisonnement des légumes

Asperge	Citron, ail, origan
Brocoli	Ail, sauce soja, moutarde, huile de sésame grillé
Carotte	Citron, orange, poudre de cari, gingembre, aneth, vinaigre à la framboise
Chou-fleur	Basilic, poudre de cari
Aubergine	Basilic, ail, tomates broyées
Haricots verts	Ail, sauce soja, graines de sésame
Champignons	Persil, thym, oignons verts, ciboulette, xérès, vinaigre balsamique
Pois	Menthe, ail
Épinards	Ail, sauce soja, sel de mer, muscade, vinaigre balsamique
Courge d'été	Citron, romarin, tomate, ail, basilic
Tomate	Basilic, ail, origan, vinaigre balsamique, parmesan

Chou-fleur

Le chou-fleur est une très bonne source de vitamines B, réputé accélérer le métabolisme du glucose.

ASTUCE: On conseille parfois dans les recettes de cuire les têtes entières mais, si on les défait en fleurettes, elles cuisent plus rapidement et préservent ainsi plus de nutriments. En outre, elles dégageront moins cette odeur caractéristique désagréable que la longue cuisson favorise.

Légumes feuillus verts

L'épinard, la bette à carde (blette), le pak-choï, tous les choux, la feuille de moutarde et les autres légumes apparentés sont parmi les rares sources végétales de zinc. Ce minéral, qui est rapidement éliminé dans l'urine quand le taux de sucre sanguin est trop élevé, protège les cellules bêta du pancréas, dont la fonction consiste à produire de l'insuline. Ces légumes sont également riches en calcium et magnésium, minéraux dont on a prouvé qu'ils diminuaient le risque de diabète. Ils renferment aussi des antioxydants protecteurs de l'œil et du cœur.

ASTUCE: Avant d'apprêter les feuilles d'épinard, faites-les tremper dans l'évier rempli d'eau froide. Remuez-les délicatement pour en extraire le sable qui s'y est accumulé, égouttez et répétez l'opération au besoin. Passez-les ensuite au panier à salade.

Poivron

Qu'il soit rouge, jaune ou vert, le poivron est riche en vitamines B et C. Le poivron rouge renferme en outre du bêta-carotène que l'organisme convertit en vitamine A, nutriment qui protège les yeux.

ASTUCE: Le poivron fait un excellent légume farci. Enlevez les graines, qui sont amères. Pratiquez une incision autour de la

5 trucs pour apprêter les légumes en un clin d'œil

Augmenter sa consommation de légumes ne signifie pas qu'on doive consacrer beaucoup de temps à leur préparation. Les produits alimentaires suivants vous faciliteront grandement la tâche.

Tomates en boîte. Employez-les dans les sauces, casseroles et ragoûts, dont le chili.

Légumes surgelés à sauter. Ajoutez-en aux pâtes, sautés, ragoûts ou soupes, ou passez-les au micro-ondes et garnissez-les de fromage à faible teneur en gras, râpé. Attention, ils sont souvent trop salés.

Épinards surgelés. Ajoutez-les à la pizza au fromage, aux sauces à pâtes ou aux omelettes; incorporez-les dans une quiche sans croûte.

Laitue lavée. Ajoutez-y des légumineuses, des légumes, du thon en boîte, bref ce qui vous plaît. Mettez-en dans vos sandwichs.

Burger végétarien. Faites-le cuire à la poêle avec un peu d'enduit de cuisson ou dans un four-grilloir et garnissez-le de tranches de tomate et d'oignon, de moutarde et d'autres condiments.

tige, retirez cette dernière ainsi que les membranes intérieures avec les graines. Passez l'intérieur sous l'eau froide.

TOUT EST DANS LA PRÉPARATION

Presque tous les légumes sont bons pour la santé. Encore faut-il éviter de les frire ou de les recouvrir d'une sauce au fromage, d'une riche vinaigrette ou de beurre. Il suffit d'une cuillerée de beurre pour multiplier par deux ou par trois l'apport calorique d'une portion.

Cela ne signifie pas que vous deviez vous contenter de plats insipides tout juste bons pour les lapins. Il existe de multiples façons d'apprêter les légumes pour en faire des mets savoureux sans en élever indûment l'apport calorique.

FAITES-LES RÔTIR. L'aubergine, l'oignon, le poivron rouge, la courgette, le champignon et la carotte conviennent parfaitement à ce mode de cuisson. Tranchez-les, badigeonnez-les d'un peu d'huile d'olive ou de sauce à salade à l'italienne et faites-les cuire au four réglé à 200 °C (400 °F) jusqu'à ce qu'ils soient tendres.

ASSAISONNEZ-LES de jus de citron, de poivre au citron, de sel d'ail, ou d'un mélange d'herbes. Quand au vinaigre, il confère une agréable saveur piquante à l'épinard et aux autres légumes feuilles.

GARNISSEZ-LES de parmesan râpé à faible teneur en gras, de tranches d'amandes grillées, de graines de sésame ou de noix. (Les fromages à pâte dure, affinés, comme le parmesan, sont riches en sel, attention!)

LA LOI DU MOINDRE EFFORT

Si on mange relativement peu de légumes, c'est peut-être parce qu'on a l'impression que leur préparation demande beaucoup de temps. Pourtant, il existe des façons de les préparer rapidement et de manière savoureuse. Voici neuf trucs simples pour les intégrer aux repas ou en rehausser l'attrait.

1. Faites d'amples provisions de légumes en conserve ou surgelés (attention au sel). Récoltés au sommet de leur fraîcheur, ils sont souvent aussi nutritifs que leurs équivalents frais. Le processus de congélation instantanée des surgelés permet d'en préserver les nutriments jusqu'au moment où ils sont dégelés. Quant aux légumes en boîte, s'ils perdent

une partie de leurs nutriments dans l'eau de conserve, c'est en quantité minime. En outre, vous les récupérerez si vous utilisez cette eau dans la préparation de vos soupes.

2. Ajoutez dans toutes vos soupes des légumes en boîte ou surgelés : carottes, pois, épinards hachés, haricots.

3. Garnissez vos pizzas au fromage de champignons, poivron, épinards et brocoli.

4. Salade instantanée : ouvrez un sachet de romaine ou de mesclun lavés et ajoutez-y une cuillerée à soupe d'huile d'olive et quelques gouttes de jus de citron ou de vinaigre balsamique. Remuez et servez.

5. Gardez en tout temps des légumes de longue conservation : carottes, céleri, oignons, concombres, courge et ail. Vous aurez ainsi des légumes à portée de main même quand vous manquez de temps pour faire vos courses.

Des salades avec personnalité

La simple laitue est plutôt insipides, d'où le peu d'attrait qu'elle présente pour certains. Pour en rehausser la saveur, il suffit de varier les salades et de les garnir de deux ou trois des ingrédients suivants.

- Amandes
- Cœurs d'artichaut
- Petits épis de maïs
- Pois chiches
- Raisins secs
- Graines de lin
- Quartiers de pamplemousse
- Cœurs de palmier
- Haricots rouges
- Quartiers de mandarine
- Tranches de mangue
- Olives
- Arachides
- Pacanes
- Raisins rouges
- Tranches de carambole
- Tranches de fraises
- Graines de tournesol
- Noix
- Châtaignes d'eau

6. Pour gagner du temps, achetez des légumes prédécoupés.

7. Quand vous préparez le repas, ayez à portée de main une petite assiette de légumes crus, que vous pourrez grignoter à la place de chips ou d'autres féculents caloriques. Pour contenter les membres de votre famille, servez les crudités avec une sauce froide faible en matières grasses.

8. Faites cuire les légumes 3 à 5 minutes dans une marmite à vapeur sur la cuisinière ou au micro-ondes. Interrompez la cuisson quand ils prennent une belle couleur vive ; c'est alors qu'ils sont le plus nutritifs. Consommez-les chauds au repas ou froids à la collation.

9. Soupe nutritive : ajoutez des légumes à sauter surgelés dans du bouillon de poulet en conserve et faites cuire environ 5 minutes. Pour une saveur orientale, assaisonnez de sauce soja ou de miso.

LES LÉGUMES : UN GOÛT QUI S'ACQUIERT

Si vous n'aimez pas les légumes, c'est peut-être que vous n'avez pas l'habitude d'en consommer. Bien souvent, ceux qui disent les avoir en horreur en viennent à les apprécier une fois qu'ils les ont introduits graduellement dans leur alimentation. C'est une question d'éduquer son palais. Essayez les trucs suivants.

- C'est parfois la consistance des légumes qui pose un problème et non leur saveur. Changez alors votre manière de les préparer, par exemple en les faisant cuire un peu plus ou un peu moins longtemps. Peut-être découvrirez-vous aussi que vous en préférez certains crus plutôt que cuits.

- Optez pour des carottes, haricots verts et choux de Bruxelles miniatures : leur consistance est plus agréable et ils sont généralement un peu plus sucrés que les légumes mûrs.

- Prenez vos légumes sous forme de jus ou de salsa (compote de petits cubes). Servez cette dernière en trempette ou garnissez-en vos pommes de terre au four.

- Ajoutez à votre préparation de pain de viande des carottes hachées ou en purée : la saveur du plat s'en trouvera étonnamment peu modifiée. De la même manière, ajoutez des épinards hachés ou en purée (ou d'autres légumes de votre choix) dans vos lasagnes, vos préparations à pain ou vos sauces à spaghetti ou autres pâtes.

LES FRUITS : NE PAS LES OUBLIER

Bien qu'il ait surtout été question des légumes jusqu'à présent, les fruits ont également leur place dans votre assiette. C'est une erreur de penser qu'ils sont interdits aux diabétiques à cause de leur teneur en sucre. En fait, ils sont composés de fructose, sucre qui, à cause de la richesse en fibres des fruits, est absorbé plus lentement par l'organisme que le sucrose du sucre de table et autres douceurs. Par conséquent, son effet sur le taux de sucre sanguin est plus faible. En outre, les fruits offrent pratiquement les mêmes bienfaits que les légumes : ils sont riches en nutriments et en fibres, pauvres en gras, et relativement peu caloriques.

Par contre, il faut éviter d'en consommer trop car ils sont, malgré tout, plus caloriques que la plupart des légumes. Vous devriez donc viser à en prendre trois ou quatre portions par jour. Une portion correspond à un fruit entier, ½ tasse de fruits cuits ou en conserve ou 1 tasse de morceaux de fruits crus. Quelques approches à explorer :

- Prenez un fruit à chaque repas : baies ou melon au déjeuner, pomme ou banane au dîner, dessert aux fruits au souper.

- Prenez un fruit au déjeuner, un autre à l'en-cas de l'avant-midi et un dernier au goûter de l'après-midi.

- Réservez les fruits aux collations : avant-midi, après-midi et en soirée.

Pour en tirer tous les nutriments, variez vos fruits. Un dernier point : préférez les fruits entiers aux jus. La peau (très bien la laver pour éliminer les produits chimiques), la chair et les graines des fruits sont considérablement plus riches en nutriments et en fibres que le jus, sans compter que ce dernier est, toutes proportions gardées, plus calorique. Ainsi, une tasse de quartiers d'orange fournit 85 calories tandis que la même quantité de jus préparé à partir de concentré en fournit 110. La différence peut sembler insignifiante mais, à long terme, elle ne l'est pas. Quand on les additionne, ces 25 calories supplémentaires par jour entraînent un gain de poids de 1 kg au bout d'un an. En outre, le jus prive de l'effort gratifiant de mastiquer ; au bout du compte, on ingère plus de calories sans satisfaire son appétit.

Le quart consacré aux glucides

En théorie, vous pouvez remplir le quart de votre assiette de glucides (hydrates de carbone), mais pas du type de glucides que fournissent les friandises, les gâteaux, les biscuits ou les craquelins (biscuits salés). Car, il y a une grande différence entre ce genre de glucides et ceux que procure, par exemple, le riz complet : ils fournissent très peu de nutriments mais des tonnes de calories. Et ce n'est pas tout.

En fait, c'est l'effet de ces aliments sur le taux de sucre sanguin qui constitue le véritable problème, surtout pour les diabétiques. Ainsi, les glucides simples ou raffinés, tels que le sucre de table, le pain blanc, les céréales, le riz ou le maïs et la plupart des produits de boulangerie, des pâtisseries et des barres coupe-faim, sont rapidement digérés. En un rien de temps, ils se dégradent en glucose, ce qui fait grimper la glycémie. Pour gérer cet apport soudain de glucose, l'organisme accroît sa production d'insuline (ce qui fatigue le pancréas qui fabrique l'insuline); le taux de sucre sanguin chute alors et on se sent de nouveau affamé comme si on n'avait rien avalé. Inutile de préciser que ce n'est pas cette catégorie de glucides que vous devriez privilégier.

OUI AUX GLUCIDES COMPLEXES, NON AUX GLUCIDES RAFFINÉS

Le quart du contenu de votre assiette devrait être composé de glucides complexes, c'est-à-dire de grains entiers qui ont conservé leurs fibres et leurs nutriments. Ils se digèrent plus lentement que les sucres simples et, par conséquent, n'exercent pas un effet aussi marqué sur la glycémie. Ils sont en outre beaucoup plus riches en vitamines et en minéraux.

Même si vous n'avez pas l'habitude d'en consommer, vous découvrirez rapidement qu'il est facile de les introduire dans votre alimentation.

● Les mots «entier», «complet» ou «intégral» devraient apparaître sur l'emballage des pains et le nom du grain devrait figurer en haut de la liste des ingrédients. Prenez garde toutefois aux stratégies auxquelles ont recours les fabricants pour donner l'impression que leurs produits sont sains. Ainsi, un pain brun pourrait être simplement coloré et ne pas renfermer de blé entier. Quant au terme «farine de blé», il peut désigner tout autant un produit à base de blé entier qu'un gâteau fait de farine raffinée. Au final, c'est le premier ingrédient de la liste qui vous indiquera s'il s'agit d'un produit à base de blé entier, d'avoine entière ou d'un autre grain complet.

5 manières d'apprêter l'orge

L'orge est particulièrement riche en fibres solubles, réputées faire baisser le taux de cholestérol. Toutefois, on est peu porté à en consommer, peut-être entre autres parce qu'on ne sait pas comment l'apprêter. Voici quelques suggestions.

1. Employez-le à la place des pâtes ou des nouilles dans les soupes et les ragoûts pour en rehausser la valeur nutritive.

2. Plat d'accompagnement: faites sauter de l'oignon, de l'ail et des carottes puis ajoutez de l'orge et des herbes, par exemple de la sauge et du thym. Faites mijoter le tout dans de l'eau en suivant le mode d'emploi du fabricant.

3. Préparez une salade d'orge que vous garnirez d'un peu de parmesan.

4. Remplacez une chapitre de la viande de vos chilis par de l'orge.

5. Farcissez-en des poivrons.

La filière rapide

Certaines boissons contribuent au gain de poids tandis que d'autres atténuent les fluctuations du taux de sucre sanguin, le faisant baisser plus rapidement. La cannelle exerce également un effet positif sur la glycémie.

Les sodas dans votre ligne de mire

Dénués de toute valeur nutritive, les sodas ordinaires fournissent environ 150 calories par canette de 355 ml, soit l'équivalent de ce qu'apportent neuf sachets de sucre. En outre, des chercheurs ont prouvé que les calories de ces boissons ne nourrissaient pas autant que celles qui provenaient des aliments. On en ingère donc beaucoup plus au cours d'une journée qu'on ne le ferait s'il s'agissait d'aliments solides.

Si vous prenez en moyenne trois sodas par jour, ce qui n'est pas rare, vous supprimerez environ 450 calories en les remplaçant par une autre boisson:

- Eau. En plus d'être sans calories, l'eau étanche mieux la soif que les boissons sucrées. Mais méfiez-vous des eaux aromatisées, qui sont parfois aussi caloriques que les sodas. Lisez les étiquettes.

- Boissons de régime aux édulcorants non caloriques.

- Eau pétillante nature ou aromatisée aux fruits et non sucrée.

- Thé glacé. Faites infuser deux sachets de thé dans un grand verre d'eau froide. Si vous optez pour le thé glacé du commerce, assurez-vous qu'il soit sans sucre et hypocalorique.

- Citronnade. Au lieu de boire une citronnade du commerce, préparez la vôtre avec du jus de citron frais et sucrez-la avec un substitut de sucre: vous supprimerez plus de 100 calories par rapport à la citronnade du commerce.

Le café, un allié

Les résultats de nombreuses études indiquent que cette boisson a des propriétés antidiabétiques. Cependant, selon des découvertes récentes, ce ne serait pas la caféine qui agirait à ce titre mais, vraisemblablement, de l'acide cholorogénique. En fait, le café décaféiné pourrait être meilleur pour vous, car la caféine favoriserait l'insulinorésistance. En tout cas, vous pouvez boire du café.

À défaut d'aimer le café, tournez-vous vers le thé vert. Il renferme des polyphénols, composés qui semblent combattre le diabète. Les résultats d'une étude récente indiquent que les cellules de rats diabétiques auxquels on en avait donné absorbaient deux fois plus de sucre sanguin que ceux qui avaient reçu de l'eau. Selon d'autres études, le thé noir aurait le même effet.

La cannelle, une épice aux vertus bienfaisantes

N'hésitez surtout pas à ajouter une pincée de cannelle à vos plats. En effet, selon les études, cette épice stimule l'activité de l'insuline et, en conséquence, fait baisser le taux de sucre sanguin. Il suffit de ½ cuiller à thé par jour de cannelle pour faire chuter la glycémie de 29%.

Assaisonnez-en le poulet, saupoudrez-en sur le pain grillé, les flans ou les pommes cuites, ou mettez-en dans la tarte aux pommes (voir recette page 125). Ou encore, préparez-la en infusion: faites bouillir 1 litre (4 tasses) d'eau, ajoutez 4 bâtons de cannelle et laissez mijoter 20 minutes. Passez.

- Les flocons d'avoine ou les céréales, telles que les Grape Nuts, sont parmi les meilleures sources de grains entiers. N'hésitez donc pas à en prendre un bol au déjeuner. Optez pour un produit qui fournit au moins 3 g de fibres par portion : plus le taux de fibres est élevé, mieux c'est.

- Dans vos préparations à pain ou à gâteau, remplacez le tiers de la farine raffinée par de la farine de blé entier.

- Optez pour les pâtes de blé entier. On en trouve de plus en plus, de même que du couscous, du boulgour et d'autres produits de grains entiers.

- Passez au riz complet. Vous en viendrez rapidement à apprécier sa saveur de noisette et sa consistance légèrement croquante, qui le démarquent nettement du riz blanc.

De l'aide s'il-vous-plaît!

Je suis accro aux glucides!

Si vous êtes porté à abuser du pain, des pâtes, des biscuits sucrés, du chocolat ou d'autres douceurs, ce n'est pas forcément par manque de volonté : votre besoin pourrait avoir une cause physique. Les glucides élèvent les taux sanguins de L-tryptophane, acide aminé qui accroît la production de sérotonine. Or, des experts pensent que les fringales de glucides pourraient être causées par un défaut du mécanisme de rétroaction de cette hormone qui agit positivement sur l'humeur. Quoiqu'il en soit, vous n'êtes pas l'esclave de la chimie de votre cerveau. Quelques solutions pour vous aider à calmer vos fringales.

- Changez-vous les idées. Prenez un bol d'air frais, allez voir une amie, occupez-vous d'un bébé, jouez avec minou ou pitou, faites de l'exercice ou pratiquez un passe-temps. Tout cela peut vous distraire, vous remonter le moral, vous éloigner de la cuisine et, possiblement, chasser vos fringales.

- Limitez les dégâts. Si vous avez un faible pour le chocolat, conservez-le au congélateur : vous serez moins porté à le dévorer. Mieux encore, n'en gardez pas à la maison.

- Pour contrer une fringale de glucides salés, prenez des produits laitiers ou d'autres aliments riches en calcium. Selon des chercheurs, on est plus sujet aux fringales salées quand son apport en ce minéral est faible.

- Ne supprimez pas entièrement l'aliment problématique, ce qui, au final, vous incitera à en consommer plus. Prenez-en plutôt un peu tous les jours.

- Certains ont réussi à éliminer leurs fringales d'aliments sucrés en les supprimant pendant deux semaines. Faites l'essai!

- Votre fringale pourrait être due, en fait, à un besoin de liquides. Avalez un grand verre d'eau et attendez 10 minutes.

ÉDULCORANTS : LES CHOISIR INTELLIGEMMENT

Contrairement à ce qu'on pourrait croire, les sucreries ont leur place dans l'assiette même quand on souffre du diabète. Mais il faut surveiller son apport calorique. D'ailleurs, le sucre n'est pas en soi mauvais pour la santé. Après tout, c'est un glucide parmi tant d'autres. Au vu des résultats de nombreuses études, les professionnels de la santé en sont d'ailleurs venus à la conclusion qu'il n'élevait pas la glycémie plus que les autres glucides. Cependant, les collations et les desserts sucrés peuvent en provoquer l'élévation rapide du fait qu'ils ne renferment pratiquement pas de fibres.

Si le sucre est problématique, c'est qu'il est à la fois peu nutritif et très calorique. La solution consiste à opter pour les édulcorants de synthèse. Bien qu'on ait remis en cause l'innocuité des édulcorants, les résultats de nombreuses études indiquent qu'ils sont sans danger aux doses normalement présentes dans les aliments. En cas de réactions étranges de l'organisme (nausées, céphalées), il faut arrêter l'édulcorant et consulter un médecin.

ASPARTAME (E951). Deux cent fois plus sucré que le sucre, l'aspartame (Canderel, NutraSweet, Equal) sert d'édulcorant de table ou dans la préparation de produits alimentaires et boissons ne nécessitant pas de cuisson, car il se dégrade à la chaleur et perd alors sa douceur.

ACÉSULFAME-K (E950). Aussi sucré que l'aspartame mais stable à la chaleur, cet édulcorant (Sunette) entre dans la préparation de plats cuisinés, par exemple les gelées et les crèmes-desserts, de même que dans celle de boissons et de gomme à mâcher. Il sert aussi d'édulcorant de table.

SACCHARINE (E954). L'un des plus anciens édulcorants du commerce, la saccharine (Sucrette, Sweet'N Low, Hermesetas) est 300 fois plus sucrée que le sucre et possède un léger arrière-goût amer. On l'emploie en général comme édulcorant de table.

SUCRALOSE (E955). Bien que composé de sucre, le sucralose (Splenda) a subi une transformation chimique telle que l'organisme ne le reconnaît pas comme un glucide et ne l'absorbe pas. Il entre dans la composition de divers aliments et boissons hypocaloriques et sert aussi d'édulcorant de table. Comme il est stable à la chaleur, on peut s'en servir dans la cuisson.

De bonnes sources de protéines

À l'exception des légumineuses chez les végétariens, la viande est généralement la principale source de protéines dans l'alimentation. Elle a sa place dans le programme 10 %, à condition de faire des choix judicieux.

La viande est riche en matières grasses et, par conséquent, en calories. Ce qui ne signifie pas que vous deviez supprimer entièrement les lipides. Au contraire, ils sont nécessaires. En plus de conférer de la saveur, de la richesse et de la consistance aux aliments, ils comblent l'appétit. En outre, ils favorisent l'absorption par l'organisme des vitamines liposolubles, notamment la vitamine D et la vitamine E. D'ailleurs, ceux qui bannissent les gras ont généralement plus de mal à perdre du poids. Cependant, on doit les choisir judicieusement et en limiter sa consommation. À l'étape trois, nous vous suggérerons des idées de repas comprenant d'excellentes sources de protéines et qui respectent les principes suivants.

MOINS DE GRAS SATURÉS

Les biftecks gras et l'assiette de fromages ne sont certainement pas la solution au problème de surpoids et au diabète. En fait, les gras saturés de la viande rouge et des produits laitiers entiers sont à blâmer dans la plupart des troubles cardiaques associés à l'excès de matières grasses. Ils élèvent le taux de cholestérol LDL (le mauvais cholestérol), réputé obstruer les vaisseaux sanguins, et peuvent provoquer crises cardiaques et AVC, une menace bien réelle pour les diabétiques qui sont déjà à risque. En outre, selon les études, ces gras

5 trucs pour apprêter les haricots en boîte

Égouttez et rincez les haricots (ou les pois chiches), puis :

1. ajoutez-les à une salade pour l'enrichir de protéines ;
2. ajoutez-les dans une soupe ou un chili ;
3. ajoutez-les à la sauce de vos pâtes ;
4. préparez une salade aux haricots noirs (voir recette page 224) ;
5. écrasez des haricots rognons ou noirs et farcissez-en des tortillas à la place de haricots frits.

pourraient accroître l'insulinorésistance. Il est alors plus difficile de gérer sa glycémie. Par conséquent, optez pour les
viandes et produits laitiers maigres. Dans le prochain chapitre, vous trouverez de nombreuses suggestions de repas
comprenant ces aliments. Même les hamburgers, le macaroni
au fromage et le poulet frit, tous réputés mauvais pour la
santé, ont leurs variantes maigres : voyez les recettes du chapitre qui commence à la page 106.

Entre-temps, voici quelques règles générales à respecter :

- Choisissez les viandes relativement pauvres en gras saturés : le filet, la surlonge, la ronde, le rumsteck, le collier et
  la bavette sont plutôt maigres. Enlevez tout le gras visible
  sur les pièces de viande et écumez la graisse qui remonte à
  la surface des bouillons et des jus de viande.

- Consommez le poulet sans la peau. Vous pouvez la laisser
  durant la cuisson pour que la chair reste humide.

- Volaille : optez pour la chair blanche, la chair brune contenant deux fois plus de gras saturés.

- Optez pour le lait demi-écrémé plutôt que pour le lait
  entier, dont près de la moitié des calories proviennent des gras
  saturés. Le lait écrémé constitue également un bon choix.

PLUS D'HUILE, DE NOIX ET DE POISSON

Les matières grasses ne sont pas toutes mauvaises pour le
cœur et l'insulinosensibilité. En fait, les gras insaturés font
baisser le taux de «mauvais» cholestérol plutôt que de
l'élever. On a même fait la preuve que les gras mono-insaturés
contribuaient à atténuer l'insulinorésistance et facilitaient le
contrôle de la glycémie. On en trouve dans :

- l'amande et les autres fruits à coque
- l'avocat
- les huiles d'olive, de canola, de colza et de noix
- l'arachide et son beurre
- les graines

  Voilà de quoi se réjouir. Cependant, il faut tout de même en
  consommer avec modération, car ils fournissent 9 calories
  au gramme. Ne vous privez surtout pas de beurre d'arachide, car c'est une excellente source de protéines. Limitez-
  vous toutefois à 2 cuillerées à soupe pour un en-cas.

Quant au poisson gras, c'est une bonne source d'oméga-3, acides gras dont on a prouvé qu'ils atténuaient le risque de subir une crise cardiaque fatale. C'est donc un aliment de choix pour les diabétiques. On trouve ces acides gras dans :

- Le poisson gras d'eau froide, bien sûr, par exemple le saumon, le thon, la sardine et le maquereau. Visez à en prendre deux ou trois fois par semaine, en respectant la consigne du quart de l'assiette. Attention au poisson d'eau douce, un peu contaminé par les produits chimiques. Santé Canada, par exemple, en déconseille la consommation aux femmes enceintes.

- Les fruits de mer tels la crevette, le homard et la moule. Bien que moins riches en oméga-3, ils sont pauvres en gras saturés et peu caloriques. Ils renferment en outre de la vitamine B_{12} et du zinc, nutriments importants pour les diabétiques.

- Les graines de lin entières ou moulues. Ajoutez-les à vos céréales et à vos préparations de pains et pâtisseries.

LES PRODUITS LAITIERS AU MENU

Les produits laitiers à faible teneur en matières grasses devraient figurer au menu, car ils sont riches en protéines et en calcium. Selon les résultats d'études, en quantités adéquates, ce minéral favorise la perte de poids. En effet, en cas de déficit, l'organisme libère du calcitriol, hormone qui intervient dans le stockage de la graisse corporelle. La consommation quotidienne de deux ou trois portions d'aliments riches en calcium contribue à maintenir le taux de calcitriol dans des valeurs raisonnables : l'organisme brûle ainsi plus de graisse et en stocke moins. Comme les suppléments ne semblent pas exercer le même effet, des chercheurs pensent que les produits laitiers pourraient renfermer d'autres composés favorisant la perte de poids.

Si vous souffrez de ballonnements et de gaz en raison d'une intolérance au lactose du lait, n'en prenez qu'en faibles quantités et aux repas ; le lactose sera assimilé plus lentement par l'organisme. Ou encore, optez pour les produits laitiers naturellement moins riches en ce sucre, par exemple du fromage et du yogourt à faible teneur en gras.

Cuisine du sud revisitée

Quand elle s'est inscrite à l'étude DO IT, Shirley Smith consommait des légumes mais n'arrivait pas, malgré tout, à perdre du poids et à contrôler son diabète. « J'apprêtais les choux, de même que les autres plats afro-américains, comme ma mère le faisait, confie-t-elle, c'est-à-dire avec du gras de dos, du jarret ou du petit salé. » Si l'on ajoute à cela son goût immodéré pour le poulet frit, les petits pains et la tarte aux patates douces, on ne s'étonnera pas que son poids ait atteint 99 kg et son taux de sucre sanguin, 11 mmol/l.

Grâce à l'approche visuelle de l'assiette, cette enseignante en nursing a modifié sa manière de voir ses repas. « J'ai diminué passablement ma consommation de viande et de petits pains, dit-elle. Au lieu de prendre le pilon et la cuisse de poulet, je me contente d'un seul morceau. Si, lors d'une conférence, on me sert de la poitrine de poulet, je n'en mange que la moitié, je mets le petit pain de côté et je consomme la salade en entier. »

Le fait de prendre moins de glucides et de protéines lui a permis d'augmenter sa consommation de légumes. Cependant, il lui fallait aussi changer sa manière d'apprêter ces derniers. Aussi, a-t-elle remplacé les viandes grasses par de la dinde fumée. « Je fais mijoter la dinde environ 45 minutes, puis j'ajoute les verdures et laisse le tout cuire des heures, tout comme le faisait ma mère. J'ajoute du céleri et des oignons. Ça donne du goût et c'est délicieux. » Elle consomme également plus de salades et de fruits, aliments qu'elle apprécie mais dont elle n'avait pas l'habitude. Elle prend désormais deux portions de légumes au dîner et au souper, ce qui équivaut à environ la moitié de tout ce qu'elle avale dans la journée.

Conjugués à l'exercice et à un déjeuner sain, ces changements lui ont permis de perdre 16 % de son poids corporel et de ramener son taux de sucre sanguin à 5. Il lui arrive de cuire ses verdures comme elle le faisait auparavant mais, explique-t-elle, « seulement dans des occasions spéciales, par exemple à l'Action de Grâces (Thanksgiving) ou à Noël. Et je mange moins de tarte. » En raison de son âge (68 ans), son poids et sa glycémie fluctuent encore, mais ils restent en deçà de ce qu'ils étaient il y a trois ans, quand elle a entrepris le programme. « J'ai appris beaucoup de choses sur l'alimentation, particulièrement sur les effets positifs d'une consommation élevée de fruits et de légumes, dit-elle. Et ça fonctionne. »

ÉTAPE 3

surveillez vos

portions

En cantonnant la viande et les féculents à la moitié de l'assiette, l'approche visuelle permet de réduire substantiellement l'apport calorique. Mais en quoi consiste exactement une portion de pommes de terre, de bœuf ou de poulet ? Et qu'arrive-t-il si vous n'utilisez pas d'assiette ? Quelle taille devrait avoir le muffin que vous prenez au déjeuner ou le sandwich que vous apportez pour midi ?

Ce chapitre vous donnera une bonne idée de ce qu'on entend par « portion adéquate ». En outre, les nombreux exemples de repas vous permettront de mettre en pratique l'approche visuelle de l'assiette.

Ces déjeuners, dîners et soupers sont parfaitement équilibrés : légumes (ou fruits), glucides et protéines s'y retrouvent en proportions adéquates. Nous vous proposons également des collations, desserts et menus de fêtes sains, peu caloriques et conçus pour les diabétiques. Vous découvrirez que bien manger n'est pas du tout incompatible avec les plaisirs de la table.

Vous savez désormais que pour maigrir et faire baisser votre glycémie, vous devez surveiller ce que vous mangez. Mais quelle quantité de nourriture devez-vous prendre? On sous-estime généralement l'importance de ce point. Aux États-Unis, 78% des répondants d'un sondage récent estimaient que, pour perdre du poids, il était plus important de choisir judicieusement ses aliments que de réduire son apport calorique. Pas étonnant que tout le continent nord-américain soit aux prises avec un problème de surpoids!

Répétons-le : pour perdre du poids, il faut ingérer moins de calories (et en brûler plus par l'exercice). En limitant les glucides et les protéines, principales sources de calories, à respectivement un quart du contenu de l'assiette, l'approche visuelle permet de surveiller son apport calorique. Mais il n'est pas inutile de savoir en quoi consiste exactement une portion adéquate.

Le tableau de la page 85 vous aidera à estimer la quantité de nourriture que vous devez acheter et préparer pour vous conformer à cette approche. Reportez-vous-y aussi souvent que nécessaire. À la longue, cet exercice deviendra pour vous une seconde nature.

Des portions idéales en toutes circonstances

DÉJEUNER

Ce repas est le plus important de la journée. Visez à ingérer environ 350 calories et ne levez surtout pas le nez sur les gaufres ou d'autres aliments consistants. Gardez à l'esprit qu'un apport calorique élevé le matin peut vous aider à manger moins durant le reste de la journée.

On ne saurait surestimer l'importance de prendre des protéines le matin. Les suggestions de déjeuners que nous vous proposons vous permettront de faire le plein de ces nutriments : œufs, lait, yogourt, beurre d'arachide en sont riches. Si vous manquez de temps, vous pouvez toujours prendre un yogourt non sucré et sans gras que vous garnirez de 3 ou 4 cuillerées à soupe de céréales riches en fibres.

Un mot sur le jus de fruits : limitez-vous à 185 ml (¾ tasse). Bien qu'il renferme certains nutriments, le jus est calorique. Comme il ne contient plus les fibres qui contribuent à combler l'appétit et qu'il est riche en sucres naturels, il a tout ce qu'il faut pour faire grimper la glycémie.

Enfin, si vous préférez les céréales aux plats que nous vous proposons, choisissez les produits qui fournissent 5 g de fibres ou plus par portion. Certaines céréales renferment de la protéine de soja : garnissez-les de fruits et vous aurez là un repas parfaitement compatible avec l'approche visuelle de l'assiette.

DÎNER

Il ne devrait pas y avoir plus de 5 heures d'intervalle entre votre déjeuner et votre dîner, moins si possible. Pour refaire vos forces, votre repas devrait être riche en protéines et pauvre en lipides. Les exemples que nous proposons dans les pages qui suivent fournissent un bon équilibre de nutriments et se préparent facilement.

Prenez le temps de savourer vos aliments, ce qui contribuera à vous rassasier et vous permettra d'éviter les excès.

Pour faire le plein de légumes, accompagnez votre repas d'une salade ou garnissez votre sandwich de laitue, tomates, concombres, fèves germées, oignons ou poivrons rôtis. Comme dessert, prenez un fruit.

SOUPER

On considère généralement ce repas comme le plus important de la journée, mais il ne devrait pas fournir plus de calories que le dîner. Les suggestions de menus que nous vous proposons vont dans ce sens. Les restes du souper conviendront d'ailleurs parfaitement pour le dîner du lendemain. Gardez à l'esprit qu'il est préférable de terminer votre souper au moins 4 heures avant le coucher ; ainsi, votre organisme aura le temps de le digérer et d'en dépenser les calories avant que votre métabolisme se mette au repos. Certains de ces plats se préparent en un clin d'œil. Un truc : si vous êtes pressé, sortez du congélateur un sachet de légumes à sauter et ajoutez-y les ingrédients de votre choix.

COLLATIONS, EN-CAS, GOÛTERS

De préférence, emportez-les avec vous : les chips, craquelins ou friandises qu'on vend dans les machines distributrices ne font pas bon ménage avec le programme 10%.

Petit guide visuel des portions

QUANTITÉ	CORRESPOND À	POUR
1 tasse	Poing serré, les 2 mains en coupe	Lait et yogourt, boissons, céréales, riz (plat principal), pâtes (plat principal), salade, pouding, plats mixtes (chili, ragoût, macaroni au fromage), mets chinois
½ tasse	Creux de la main	Pâtes (accompagnement), riz (accompagnement), pommes de terre, fruits, céréales chaudes, haricots, fromage cottage, salade de chou ou de pommes de terre
170 g (quantité quotidienne)	Cellulaire, jeu de petites fiches de recettes, chéquier	Poisson, poulet, dinde, porc, bœuf, jambon (à raison d'une fois par jour)
90 g (quantité pour un repas)	Paume de la main, jeu de cartes	Poisson, poulet, dinde, porc, bœuf, jambon (à raison de deux fois par jour)
30 g	4 dés	Fromage, noix
1 c. à soupe	Pouce, de la jointure au bout	Sauce à salade, garniture fouettée, fromage à la crème, beurre d'arachide, trempette

Choisissez plutôt des légumes, des fruits, du yogourt ou des céréales. Pour varier, prenez des noix ou des produits glacés maigres. Bien qu'elles ne fournissent pas plus de 150 calories, les collations que nous vous proposons combleront votre appétit. Vous pouvez en faire provision et les garder dans le frigo du bureau. Autre suggestion : si vous avez accès à un micro-ondes, prenez une tasse de soupe en évitant celles qui sont à base de crème.

Gardez à l'esprit que vous devriez prendre une collation une ou deux fois par jour ; vous serez ainsi rassasié, contrôlerez mieux votre glycémie et aurez de meilleures chances de perdre du poids.

REPAS DE FÊTES

Les repas classiques des jours de fête sont souvent dévastateurs pour la ligne, surtout si l'on est porté à faire des excès. Mais il n'y a aucune raison de renoncer à ces traditions qui, bien souvent, cimentent les relations. Bien sûr, vous surveillerez vos portions et renoncerez à vous resservir mais surtout, vous limiterez votre consommation d'aliments gras. En premier lieu, optez pour la poitrine de dinde ou de poulet, ou pour le jambon maigre. Il vous suffira ensuite de choisir judicieusement vos plats d'accompagnement et vos desserts.

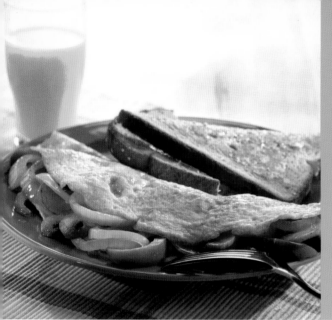

DÉJEUNER DE WEEK-END

1 omelette composée de deux œufs et de ½ tasse de légumes (oignons, poivrons verts et champignons sautés), garnie de 30 g de cheddar fort ou de gruyère maigre

1 tranche de blé entier grillée, tartinée de margarine légère (1 cuillerée à thé)

¾ tasse de jus d'orange enrichi de calcium

Quantité de calories : 350

déjeuner

DÉJEUNER AU BOULOT

1 bagel de blé entier de 8 cm, garni de 2 cuillerées à soupe de beurre d'arachide

1 banane moyenne

1 tasse de thé noir ou vert

Quantité de calories : 405

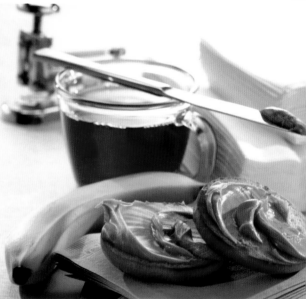

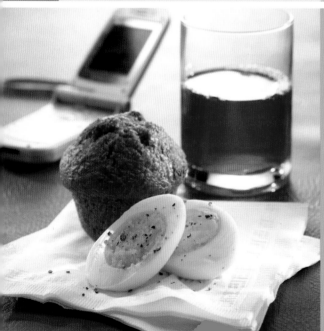

DÉJEUNER À EMPORTER

1 œuf dur

1 Muffin de son de 5 cm à faible teneur en gras
recette page 243

¾ tasse de jus de canneberge

Quantité de calories : 310

La fin de semaine est le moment idéal pour préparer un déjeuner élaboré. En plus d'être savoureuse, cette omelette fournit des protéines en quantité, de même que la moitié de l'apport quotidien recommandé en vitamine B_{12}, nutriment qui pourrait protéger contre la neuropathie associée au diabète. En outre, le jaune d'œuf renferme du zinc, minéral qui aide à protéger les cellules productrices d'insuline du pancréas. Si vous manquez de temps, achetez des légumes précoupés.

ASTUCES

▸ Préparez votre omelette avec un œuf entier et deux blancs d'œufs. Elle sera tout aussi appétissante mais moins calorique.

▸ Ajoutez ou substituez des légumes de saison, par exemple des courgettes, du brocoli, des épinards hachés ou des tomates.

▸ Burrito: garnissez l'omelette de salsa et servez-la sur une tortilla de blé (en remplacement du pain grillé).

D'accord, vous êtes parti au travail sans déjeuner. Mais, en personne avisée, vous avez prévu des munitions: beurre d'arachide, mini-bagels ou galettes de riz que vous gardez au bureau pour les urgences. Et, au moment de franchir le pas de la porte, vous avez pensé à emporter une banane. Le beurre d'arachide est une excellente source de protéines. Toutefois, comme il est très calorique, n'en prenez pas plus de 2 cuillerées à soupe. Quand au thé, il est riche en substances antioxydantes, qui contribuent à protéger contre les cardiopathies.

ASTUCES

▸ Évitez le bagel de format standard: il fournit l'équivalent de 4 portions de glucides et deux fois plus de calories que celui de 8 cm.

▸ Remplacez le bagel par deux galettes de riz, qui sont moins caloriques. On en trouve diverses saveurs, par exemple cannelle et chocolat.

▸ Optez pour le beurre d'arachide léger. Lisez l'étiquette pour vous assurer que le produit est effectivement moins calorique.

déjeuner

Voilà un excellent repas pour les gens pressés! Avant de partir, écalez l'œuf et mettez-le dans un sachet de plastique. Méfiez-vous toutefois des muffins du commerce, qui sont de véritables pièges à calories. Optez pour un petit muffin à faible teneur en gras ou préparez les vôtres. Ceux de notre recette sont riches en fibres et en fruits mais pauvres en gras.

ASTUCES

▸ Achetez des œufs enrichis en acides gras oméga-3: en plus de vous nourrir, ils contribueront, comme le saumon, à protéger votre cœur.

▸ Remplacez le jus par des fruits entiers, par exemple une poignée de raisins rouges sans pépins.

▸ Optez pour le jus de canneberge «léger», qui est moins sucré et moins calorique.

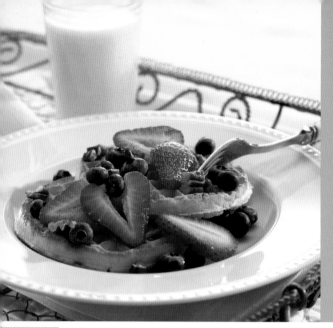

DÉJEUNER DE RÊVE

2 gaufres surgelées à faible teneur en gras, garnies de ½ tasse de fruits frais et de 1 cuillerée à soupe de pacanes hachées.

½ tasse de lait écrémé

Quantité de calories : 355

DÉJEUNER DE SEMAINE

1 œuf frit entre deux moitiés de muffin anglais, avec tranches de tomate

30 g de cheddar ou de comté allégés

¾ tasse de jus d'orange

Quantité de calories : 340

déjeuner

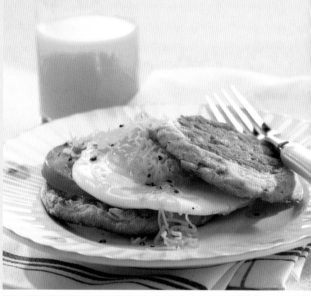

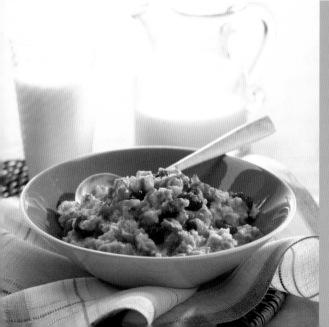

SUCRÉ SANS SUCRE

1 sachet de flocons d'avoine (gruau) à cuisson instantanée, garnis de ½ cuillerée à thé de cannelle, 2 cuillerées à soupe de canneberges séchées ou de raisins secs et 1 cuillerée à soupe de noix hachées

1 tasse de lait écrémé

Quantité de calories : 335

Voilà un repas qui satisfera votre envie de douceur. S'il est vrai que les gaufres sont normalement très riches, on en trouve qui ne fournissent pas plus de 3 g de matières grasses par portion. En les garnissant de fruits plutôt que de sirop, vous supprimerez les calories vides. Quant aux noix, elles renferment des protéines et des gras mono-insaturés qui sont salutaires pour le cœur.

ASTUCES

▶ Remplacez le lait par du yogourt maigre non sucré et nappez-en les gaufres, pour la même quantité de calories.

▶ Choisissez des gaufres de grain entier: vous augmentez votre apport en fibres.

▶ Pour briser la monotonie, variez votre choix de fruits ou de noix. Le bleuet (myrtille), la mûre, la fraise, la framboise et les autres baies sont riches en antioxydants et contribuent donc à protéger contre la maladie.

C'est le genre de déjeuner qu'on trouve en restauration rapide, à cette différence près qu'il est moins calorique et fournit une portion de légumes (tomate). Pour faire le plein de fibres, optez pour un muffin de blé entier. Et rassurez-vous: on fait aujourd'hui des fromages à teneur réduite en gras fort acceptables, pour ce qui est de la texture et du goût.

ASTUCES

▶ Renoncez au beurre ou à la margarine et faites frire votre œuf dans une poêle antiadhésive avec un peu d'enduit à cuisson.

▶ Sandwich à la florentine: ajoutez des épinards vapeur.

déjeuner

On le sait, les flocons d'avoine sont riches en fibres et, par conséquent, font baisser le taux de cholestérol. Mais on ignore généralement que la cannelle contribue à faire baisser le taux de sucre sanguin chez ceux qui souffrent du diabète de type 2. Sans compter qu'elle donne une impression de sucré sans augmenter l'apport calorique.

ASTUCES

▶ Ajoutez le lait aux flocons d'avoine avant de les cuire plutôt qu'après: la préparation sera ainsi plus crémeuse.

▶ Optez pour les flocons à l'ancienne ou à cuisson rapide: ils fournissent un peu plus de fibres et sont plus consistants que les flocons à cuisson instantanée.

▶ Remplacez les fruits séchés par une banane ou des fraises.

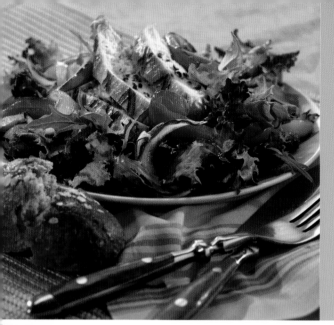

SALADE SENSUELLE

2 ou 3 tasses de verdures garnies de 90 g de poulet grillé et de ½ tasse de légumes rôtis (oignons, champignons portobello, poivron rouge ou vert)

1 petit pain mollet de blé entier

Quantité de calories : 265

CHILI DE CHAMPION

1 bol (environ 1½ tasse) de Chili à la dinde
recette page 239

2 ou 3 craquelins de blé entier

Quantité de calories : 185
(sans compter les craquelins)

dîner

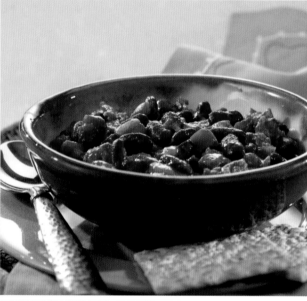

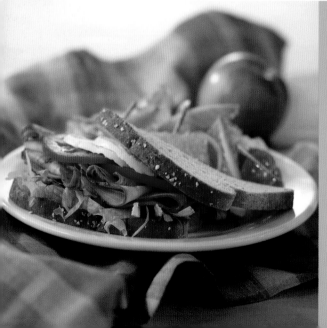

SPÉCIAL SANDWICH

60 g de poitrine de dinde poivrée et 1 tranche de mozzarella partiellement écrémée ou de cheddar allégé, entre 2 tranches de pain de grain entier

Salade verte garnie de 1 cuillerée à soupe de sauce hypolipidique

1 pomme moyenne

Quantité de calories : 425

Cette salade fournit des protéines maigres et une abondance de légumes riches en antioxydants. Comme la cuisson au barbecue ou au gril fait ressortir la saveur douce des légumes, inutile de les assaisonner. Mais si vous y tenez, garnissez votre salade d'une cuillerée à soupe de sauce à salade hypolipidique.

ASTUCES

◗ Fajita : farcissez une tortilla de grain entier de la préparation et éliminez le pain mollet.

◗ L'aubergine, la courgette et l'asperge se grillent à merveille.

◗ Si vous manquez de temps pour faire griller vos légumes, prenez des poivrons rôtis et des cœurs d'artichaut en conserve.

Riche en fibres et pauvre en gras, le haricot est un aliment de choix pour les diabétiques. D'un point de vue nutritionnel, cette variante du chili con carne classique gagne haut la main. Grâce à ses fibres et à ses protéines, vous pourrez tenir le coup jusqu'au souper (en autant que vous preniez un goûter, bien sûr).

ASTUCES

◗ Remplacez les haricots rognons par des noirs, des pinto ou des cannellinis.

◗ Pour varier, remplacez la viande par des miettes de soja: elles fournissent des protéines, sont exemptes de cholestérol ou de gras saturés, et leur consistance rappelle celle de la viande hachée.

dîner

Grâce à la poitrine de dinde poivrée, le bon vieux sandwich gagne nettement en saveur. Garnissez-le de fromage à teneur réduite en matières grasses et d'un peu de moutarde, et vous aurez là un repas à la fois riche en protéines et maigre. La salade et le fruit correspondent en gros à la moitié de l'assiette.

ASTUCES

◗ Sandwich chaud: faites griller votre sandwich le temps qu'il faut pour que le fromage fonde.

◗ Remplacez la dinde par une autre viande ne fournissant pas plus de 3 g de lipides par portion.

◗ Remplacez la salade par du poivron, du céleri ou des carottes.

◗ Optez pour le pain «léger», deux fois moins calorique que le pain ordinaire.

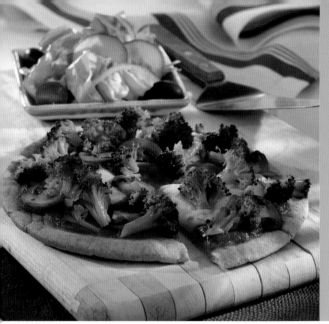

PIZZA SANTÉ

1 pizza sur pain pita (garnie de
½ tasse de brocoli, 60 g de mozzarella partiellement écrémée et
2 cuillerées à soupe de sauce
tomate)

Une salade garnie de 1 cuillerée à
soupe de sauce hypolipidique

Quantité de calories : 315

dîner

SAVEURS DE FRANCE

Salade de thon à la Provençale

recette page 225

Quantité de calories : 340

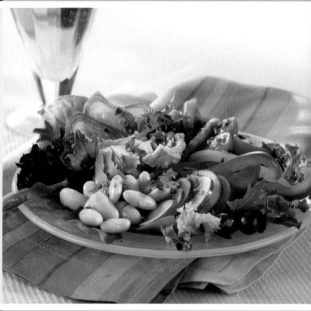

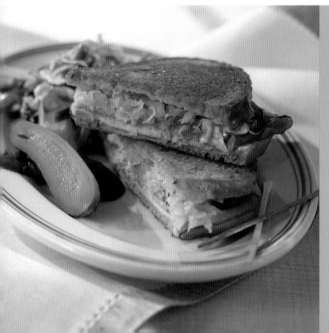

SANDWICH REUBEN REVISITÉ

Sandwich contenant 60 g de jambon
cuit maigre, 1 tranche de mozzarella
partiellement écrémée, 2 c. à soupe de
choucroute, 2 tranches de pain de
seigle léger, 2 c. à thé de margarine
légère à tartiner, étalée sur la face
extérieure du pain

1 cornichon à l'aneth

¾ tasse de Salade de chou à l'ananas

recette page 233

Quantité de calories : 375

S'il vaut mieux renoncer à la pizza ordinaire, cette variante maison est tout à fait acceptable. Elle est généreusement garnie de légumes, ce qui en fait un excellent repas pour ceux qui cherchent à limiter leur apport calorique et à maîtriser leur glycémie. Si vous tenez à la pizza du commerce, choisissez une croûte mince, demandez des légumes en garniture et épongez le surplus d'huile avec une serviette de papier.

ASTUCES

▸ Pizza à la mexicaine: étalez sur une tortilla des haricots frits sans gras, et garnissez de salsa et de fromage allégé. Passez 90 secondes au micro-ondes et garnissez de lanières de laitue, de rondelles d'oignon vert et de sauce à taco.

▸ Ajoutez à la garniture d'une pizza surgelée des tranches de poivron, des épinards hachés et des olives.

Inspiré de la cuisine provençale, ce plat riche en fibres est un bon exemple de ce qu'on peut faire avec une simple boîte de thon, des légumes et des haricots cannellini en conserve. Le thon fournit de la vitamine B_{12}, nutriment qui contribue à protéger les diabétiques contre les lésions neurologiques.

ASTUCES

▸ Choisissez du thon conservé dans l'eau plutôt que dans l'huile; il est moins calorique et plus riche en acides gras oméga-3.

▸ Pour vous gâter, prenez du thon frais grillé.

dîner

Composé de bœuf salé, de fromage suisse et de sauce Mille-Îles, le sandwich Reuben classique est très gras. Cette variante est tout aussi savoureuse mais nettement moins calorique. Si vous tenez absolument à la sauce Mille-Îles, choisissez un produit à faible teneur en gras. Comme la salade de chou et les cornichons sont très peu caloriques, vous pouvez en prendre à volonté. Remarque: si vous surveillez votre apport en sodium, n'abusez pas des cornichons.

ASTUCES

▸ Chauffez votre sandwich à la poêle à feu moyen: le pain sera légèrement grillé et le fromage fondu à point.

▸ Supprimez la margarine et faites chauffer votre sandwich dans un peu d'enduit de cuisson; vous supprimerez ainsi 60 calories.

▸ Prenez du pain avec grains de seigle concassés: sa saveur sera plus prononcée et vous en tirerez plus de fibres.

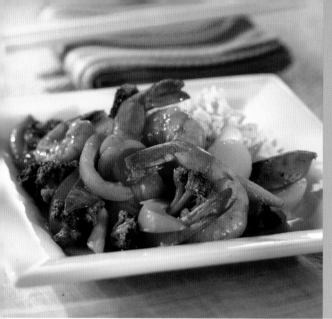

SAUTÉ DE DERNIÈRE MINUTE

1 tasse de Sauté de crevettes et de légumes

recette page 222

½ tasse de riz entier (riz brun)

Quantité de calories : 266

souper

POUR AMATEUR DE VIANDE

140 g de bifteck de noix de ronde

¼ tasse de champignons de Paris sautés

1 pomme de terre au four moyenne, garnie de 2 cuillerées à soupe de cottage à faible teneur en gras ou de 1 cuillerée à soupe de crème sure (aigre) sans gras

1 tasse de Casserole de courgettes et de tomates

recette page 230

Quantité de calories : 600

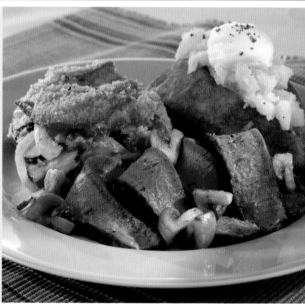

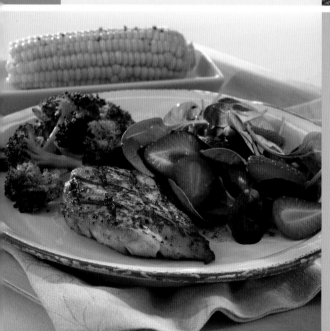

SOUPER BARBECUE

110 g de poitrine de poulet grillée, assaisonnée à la cajun

1 tasse de brocoli vapeur

Salade verte avec 3 fraises tranchées

1 épi de maïs moyen

Quantité de calories : 260

La crevette est riche en acides gras oméga-3 et en protéines, mais fournit peu de matières grasses. Elle convient bien aux plats sautés qui offrent l'avantage de se préparer rapidement, surtout si on se sert de légumes prédécoupés. Vous pouvez aussi ajouter à un repas congelé à base de crevettes un sachet de légumes surgelés, au moment de le réchauffer.

ASTUCES

▶ Choisissez des repas surgelés ne fournissant pas plus de 300 calories, 10 g de lipides et 800 mg de sodium. Les produits de régime font habituellement l'affaire.

▶ Ajoutez au plat ½ cuillerée à thé de flocons de piment fort et deux oignons verts hachés.

▶ Si vous surveillez votre apport en sel, prenez de la sauce soja hyposodique.

Ce repas est un peu plus calorique que les autres, mais rien n'interdit aux amateurs de viande et de pommes de terre de consommer ces aliments à l'occasion. Le tout, c'est de surveiller votre apport calorique, par ailleurs. Tenez-vous-en aux coupes maigres, limitez votre portion de viande à 140 g et évitez les garnitures grasses sur votre pomme de terre.

ASTUCES

▶ Le filet, la surlonge, la ronde (intérieur, extérieur, noix, hachée), la bavette et le filet mignon sont des coupes maigres.

▶ Renoncez aux côtes (levées, bouts, faux-filet, côtes comme telles), au bifteck de hampe et à la pointe de poitrine.

▶ Le jambon, le gibier, le veau et l'agneau parés sont plutôt maigres.

souper

Faites griller de la poitrine de poulet sur le barbecue et saupoudrez d'assaisonnement à la cajun. Profitez-en pour faire griller des épis de maïs. Servez le tout avec une salade garnie de tranches de fraises colorées. Voilà un excellent souper pour les soirs d'été: simple à préparer, il n'en ravira pas moins vos convives.

ASTUCES

▶ À la place du beurre, pulvérisez un enduit à saveur de beurre sur votre épi de maïs.

▶ Remplacez le maïs par une petite pomme de terre enveloppée de papier d'aluminium. Elle sera prête en même temps que le poulet.

▶ Versez quelques gouttes de vinaigre balsamique dans la salade: il se marie bien avec les fraises sans ajouter de calories.

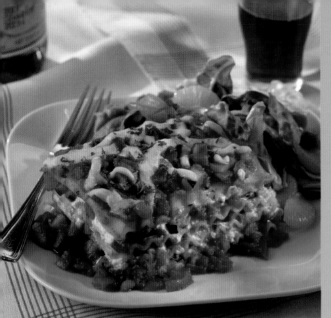

SAVEURS D'ITALIE

Un carré de lasagne aux légumes de 10 cm

Une salade verte garnie de quartiers de mandarine et de 1 cuillerée à soupe de sauce à faible teneur en gras

Quantité de calories : 300

OMÉGAS EN VEDETTE

170 g de saumon grillé ou cuit au four

¾ tasse de légumes-feuillus verts, sautés

½ tasse de carottes vapeur

½ tasse d'Orge au citron et aux graines de tournesol
recette page 237

Quantité de calories : 395

souper

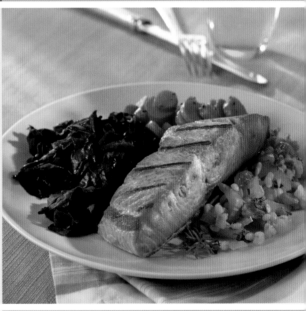

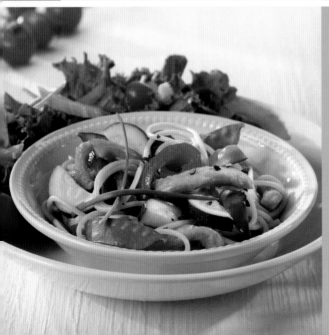

PÂTES PRIMAVERA SUBITO PRESTO

Pâtes primavera (1 à 2 tasses de légumes frais ou surgelés sautés avec de l'ail dans de l'huile, 90 g de poitrine de poulet tranchée, ½ tasse de spaghettis, 1 cuillerée à thé de parmesan râpé)

Une salade verte garnie de 1 cuillerée à soupe de sauce hypolipidique

Quantité de calories : 395

Si vous boudez la lasagne parce qu'elle est grasse, préparez-en une variante aux légumes. Ces derniers apportent de la couleur et du volume sans fournir les matières grasses de la viande. Si vous manquez de temps, choisissez un produit surgelé du commerce à faible teneur en lipides. La mandarine conférera couleur et saveur à votre salade.

ASTUCES

▶ Épinards surgelés, courgette, aubergine et poivron grillés se prêtent bien à la lasagne.

▶ Les miettes de soja ont la consistance et l'apparence de la viande sans en renfermer le gras et le cholestérol.

▶ Doublez vos recettes et congelez les surplus. Pour congeler une pizza, couvrez-la de papier d'aluminium en fermant bien.

Les oméga-3 jouent un rôle tel que des médecins recommandent de prendre du poisson trois fois par semaine. La bette à carde, le chou cavalier ou le chou frisé sont riches en magnésium (minéral dont le déficit pourrait être associé au diabète) et en bêtacarotène (un antioxydant), et fournissent plus de la moitié de l'apport requis en vitamine C. Quant à l'orge, c'est une riche source de fibres solubles (anti-cholestérol).

ASTUCES

▶ Pour varier, prenez du maquereau, qui est tout aussi riche en oméga-3 que le saumon.

▶ Remplacez les légumes-feuillus par des haricots verts garnis d'amandes.

souper

Pour ce plat, vous pouvez utiliser des légumes frais ou surgelés. Il n'y a aucune sauce à préparer : faites simplement sauter les légumes avec de l'ail dans un peu d'huile, ajoutez un petit reste de poulet grillé et saupoudrez de parmesan râpé.

ASTUCES

▶ Gardez de l'ail émincé en pot : vous pourrez en assaisonner vos plats. Ce condiment ne fournit pas de matières grasses.

▶ Râpez vous-même votre parmesan; votre plat sera nettement plus savoureux.

▶ Remplacez les légumes à sauter par des asperges ou des épinards frais.

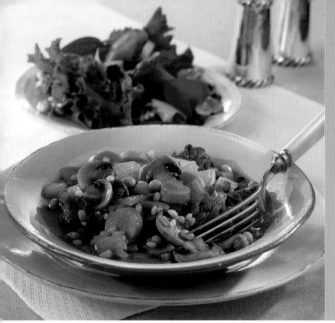

RAGOÛT RÉCONFORTANT

1½ tasse de Ragoût d'orge au bœuf et aux champignons

recette page 240

Salade verte garnie de noix et de raisins secs et de 1 cuillerée à soupe de sauce hypolipidique

Quantité de calories : 360

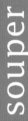

souper

SOUPER DE CÔTELETTES DE PORC

170 g de côtelettes ou de filet de porc

¾ tasse de haricots verts vapeur garnis de tranches d'amandes

1 petite pomme de terre tranchée et rôtie avec 1 cuillerée à soupe d'huile d'olive

Quantité de calories : 485

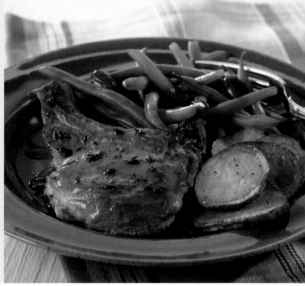

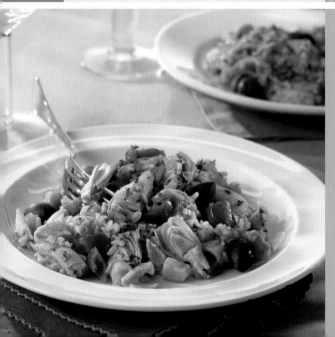

DÉLICE TOUT EN UN

1½ tasse de Poêlée de crabe, d'artichauts et de riz
recette page 223

5 pointes d'asperge vapeur

Quantité de calories : 375

Il n'y a rien comme un ragoût chaud et consistant pour réconforter quand les températures chutent sous zéro et que la neige nous envahit. Ce plat comprend de la viande, mais sans excès, des légumes, un bouillon savoureux et, pour en rehausser la saveur, du vin rouge. Sans oublier l'orge, qui sert d'épaississant tout en fournissant beaucoup de fibres.

ASTUCES

▶ Pour apprêter les restes de manière originale, disposez-les dans un plat à gratin et recouvrez-les de pâte à biscuits surgelée à faible teneur en gras. Enfournez et faites cuire selon le mode d'emploi du fabricant.

▶ Remplacez le bœuf par une viande moins grasse, par exemple du veau ou du gibier à braiser, coupé en cubes de 2 cm.

Une fois parés de leur gras visible, la longe et le filet de porc sont presque aussi maigres que la poitrine de poulet. Le porc renferme du zinc, minéral qui contribue à protéger les cellules productrices d'insuline du pancréas.

Comme dessert parfait pour ce repas, prenez une pomme au four saupoudrée de cannelle (épice qui pourrait contribuer à réguler la glycémie).

ASTUCES

▶ Pour que la viande préserve ses jus, choisissez des côtelettes épaisses.

▶ Saupoudrez du thym sur vos côtelettes.

▶ Remplacez le porc par du veau, tout aussi maigre.

▶ Remplacez la pomme de terre par une petite patate douce, qui est plus nutritive et influe moins sur la glycémie. Mangez-la avec sa peau : c'est là que sont concentrés les nutriments et les fibres.

souper

Ce plat fin exige peu de cuisson et se prépare rapidement. Il réunit tous les légumes, protéines et glucides dont vous avez besoin, en plus d'être extrêmement sain. La chair du crabe (ou du simili-crabe) est maigre mais riche en zinc, minéral important pour la santé des diabétiques. Utilisez de préférence du riz entier, ce qui contribuera à stabiliser votre glycémie.

ASTUCES

▶ Si vous faites de l'hypertension artérielle, prenez la chair de crabe véritable, des crevettes ou du poulet, le simili-crabe contenant plus de sodium.

▶ Ajoutez au plat du poivron rouge et jaune : il n'en sera que plus coloré et plus riche en nutriments, notamment en vitamines A et C.

▶ Salade rapide : assaisonnez du simili-crabe avec de la sauce cocktail et servez-le sur un lit de laitue.

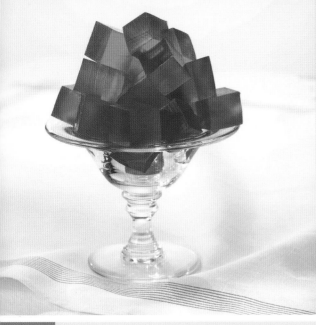

CHEF-D'ŒUVRE CUBISTE

Un grand bol de cubes de Jell-O non sucré

Quantité de calories : 15

Si le Jell-O est invariablement associé à l'enfance, rien n'empêche l'adulte que vous êtes devenu d'en consommer. À la condition de le prendre sans sucre, vous pouvez en avaler des quantités illimitées sans craindre l'excès de calories.

GLACE FRIVOLE

Une coupe de crème glacée (½ tasse de crème ou de yogourt glacés, faibles en gras, et 1 cuillerée à soupe de sirop de caramel sans gras)

Quantité de calories : 160

Difficile de résister à la crème glacée durant les grandes chaleurs! Ce n'est pas interdit du moment que vous optez pour un produit à faible teneur en gras. Servez-vous une portion appropriée et rangez le récipient.

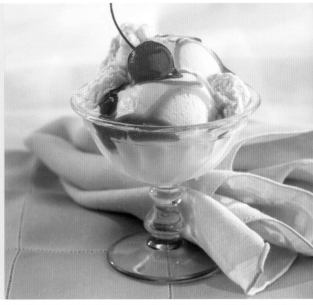

desserts

PÊCHE MIGNONNE

1 tasse de Croquant aux pêches
recette page 246

Quantité de calories : 150

Sucré, épicé, moelleux et croquant, ce dessert a tout pour vous contenter. De plus, il est sans sucre (remplacé par un édulcorant de synthèse) et comprend des flocons d'avoine et des noix, deux aliments salutaires.

POT-POURRI DE MELONS

3 tranches de chacun de ces fruits :
  melon miel Honeydew, melon brodé
  et mangue

Quantité de calories : 95

À la fois simple et distingué, ce dessert réunit les qualités qu'on recherche dans la fine cuisine… ou en musique. Les melons portent la mélodie tandis que la mangue fournit les accords et harmonise les saveurs. Bref, un petit chef-d'œuvre gustatif.

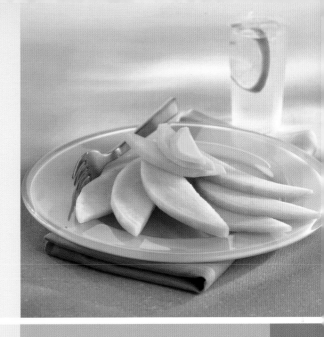

VERT MOUSSE

1 tasse de Mousse au yogourt et au
  citron vert
  recette page 244

Quantité de calories : 70

Ce dessert agréablement acidulé est irrésistible! Comme il est composé de yogourt au citron vert non sucré et d'une garniture fouettée sans gras, vous pouvez en prendre tout votre content. Pour une fois que vous n'aurez pas à chiper une bouchée à votre voisin de table!

desserts

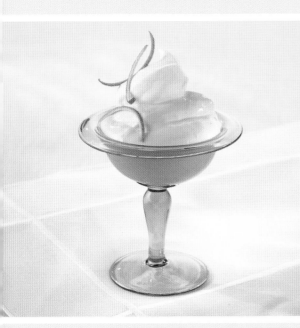

DÉLICE CHOCOLATÉ

1 tasse de Parfait au chocolat et
  à la banane *recette page 244*

Quantité de calories : 150

Si vous servez ce parfait à vos amis, vous devrez peut-être les rassurer sur le fait que vous n'avez pas renoncé à votre résolution de bien manger! Composé de crème-dessert au chocolat et de garniture fouettée sans gras, il paraît considérablement plus riche qu'il ne l'est en réalité.

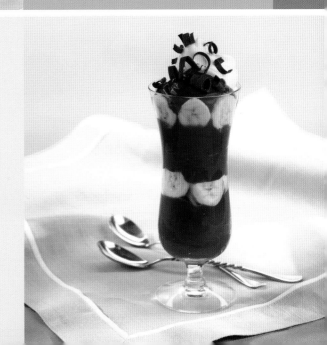

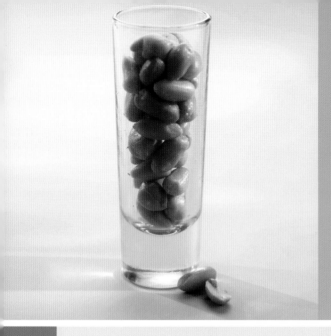

ARACHIDES EN FOLIE

30 g d'arachides (cacahuètes)

Quantité de calories : 165

On s'étonne souvent qu'une portion relativement petite d'arachides soit aussi nourrissante. Riche en protéines et en «bons gras», cet aliment peut, en fait, faciliter la perte de poids. Vous pouvez les remplacer par une cuillerée à soupe de beurre d'arachide ou une poignée d'amandes.

BIEN FICELÉ

30 g de ficelle au fromage sans gras

Quantité de calories : 80

Celui qui a inventé la ficelle au fromage a eu un éclair de génie : cette collation comble l'appétit, est riche en protéines et ne renferme pas de glucides.

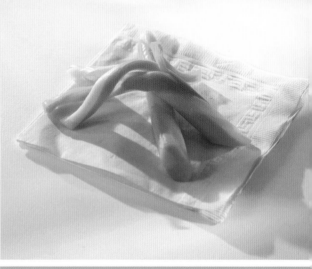

en-cas

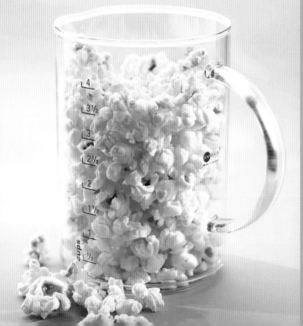

HORS PROGRAMME

4 tasses de maïs éclaté à l'air chaud

Quantité de calories : 100

Pourquoi ne prendriez-vous du maïs éclaté qu'au cinéma? Peu calorique et riche en fibres, il peut aussi tenir lieu de collation.

UNE ENVIE DE RAISINS

20 grains de raisin rouge sans pépins

Quantité de calories : 100

Le raisin est riche en eau et, par conséquent, pauvre en calories. Si vous prenez une vingtaine de grains, votre cerveau y verra là une abondance d'aliments et s'en trouvera satisfait. Le fait de les manger un par un renforcera cette impression de plénitude.

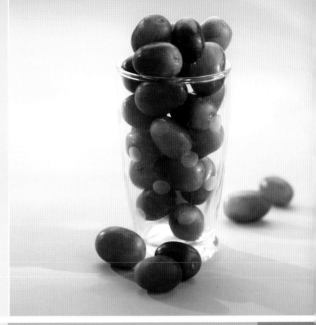

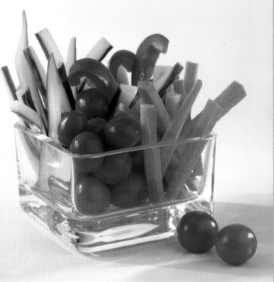

LÉGUMES COMPLICES

1 à 2 tasses de tranches
de légumes crus

Quantité de calories : 35

Les légumes sont des aliments grégaires : ils n'aiment pas la solitude. N'hésitez donc pas à marier leurs saveurs. Tendres ou croquants, aqueux ou consistants, leurs diverses textures laissent une agréable sensation au palais.

en-cas

AH! LE CHOCOLAT

1 bâtonnet glacé au chocolat (fudge)

Quantité de calories : 80

Le bâtonnet glacé au chocolat a toutes les apparences d'une gâterie extrême et pourtant, il est relativement peu calorique, compte tenu du plaisir qu'il apporte. Pour en réduire davantage l'apport calorique, choisissez un produit sans sucre.

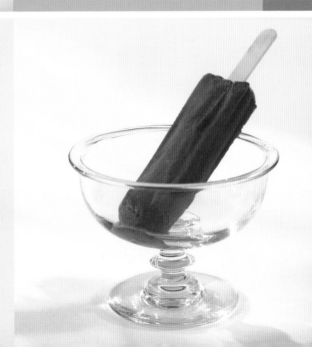

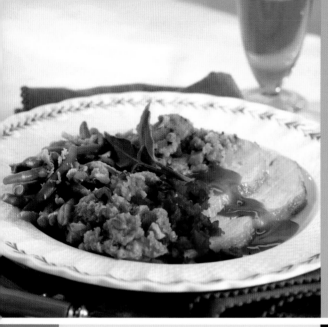

SOUPER DE L'ACTION DE GRÂCES (THANKSGIVING)

170 g de poitrine de dinde

½ tasse de Farce à la sauge *recette page 236*

2 cuillerées à soupe de sauce sans gras

½ tasse de Patates douces
   aux pacanes *recette page 236*

2 cuillerées à soupe de relish à la canneberge

½ tasse de Casserole de haricots verts
   recette page 230

Quantité de calories : 630

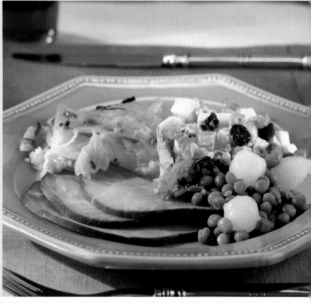

repas de fêtes

SOUPER DE NOËL

170 g de jambon maigre, cuit

½ tasse de Pommes de terre
   à la normande
   recette page 234

½ tasse de Petits pois aux oignons
   recette page 231

½ tasse de Salade Waldorf
   recette page 224

Quantité de calories : 550

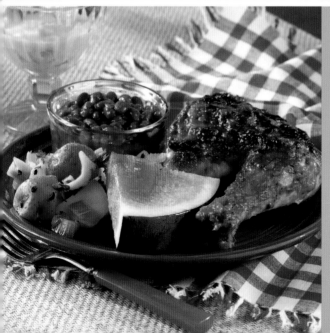

PIQUE-NIQUE DE FÊTE ESTIVALE

225 g de Poulet barbecue à la fumée de
noyer *recette page 219*

½ tasse de Salade de pommes de terre,
   vinaigrette à la moutarde de Dijon
   recette page 234

½ tasse de haricots au four

½ tasse de Salade de fruits des dieux
   recette page 246

1 tranche de pastèque

Quantité de calories : 530

Même si la corne d'abondance est le symbole de l'Action de grâces, il n'est pas nécessaire de se gaver de gras. Pour satisfaire à la tradition, vous prendrez de la dinde, en optant toutefois pour la chair blanche et en vous limitant à une portion de 170 g. Quant aux plats d'accompagnement, nous avons concocté pour vous des variantes moins grasses et moins caloriques des classiques incontournables.

ASTUCES

▸ Si vous craignez de trop manger, prenez une collation saine avant le repas, par exemple des tiges de céleri.

▸ Renoncez à la tarte aux pacanes; c'est un véritable piège à calories. Choisissez plutôt notre Tarte à la citrouille hypocalorique (page 247) ou notre Tarte aux pommes (page 125).

L'arôme du jambon qui cuit est irrésistible, et c'est une viande très savoureuse, même maigre. On peut donc s'en servir de fines tranches; l'apport calorique restera faible mais le plaisir entier. Les plats d'accompagnement sont composés essentiellement de légumes; vous pourrez donc en reprendre sans arrière-pensée tandis que le souper se prolonge et que la conversation bat son plein.

ASTUCES

▸ Prenez votre vin après le souper. Ainsi, vous ne risquerez pas que l'alcool affaiblisse votre résolution de surveiller ce que vous avalez. De plus, comme vous aurez mangé à satiété, vous boirez moins et ingérerez donc moins de calories.

▸ Les noix en coque présentent l'avantage sur celles qui sont écalées de freiner la consommation et d'exiger un effort de conscience. Pensez-y!

repas de fêtes

Lors de la fête nationale, servez ce poulet cuit à la fumée de noyer. Il demandera un peu plus de préparation que les morceaux de viande qu'on flanque simplement sur le barbecue, mais l'arôme de la sauce risque de faire des jaloux dans le voisinage. Pour compenser, contentez-vous de réchauffer une boîte de haricots. Vous compléterez le tout par deux fabuleuses salades estivales.

ASTUCES

▸ Choisissez un morceau de poitrine et ne mangez pas la peau.

▸ Pour réduire le temps de cuisson et, possiblement, vous protéger contre les substances cancérigènes qui se forment lors de la cuisson au barbecue, faites cuire partiellement le poulet au micro-ondes avant de le mettre sur le gril. Comptez 3 ou 4 minutes à puissance maximale.

ÉTAPE 4

bonifiez vos aliments

« catastrophe »

La réussite du programme 10 % repose en partie sur le fait qu'on ne devrait pas se priver des aliments qu'on aime, à défaut de quoi, on risque de ne pas s'y tenir. Cependant, il faut reconnaître que les plats les plus populaires sont habituellement des désastres alimentaires chargés de gras et de calories. Rassurez-vous : ce problème n'est pas insurmontable.

Dans les pages suivantes, vous trouverez des recettes de hamburgers, de pizza, de gâteau au fromage et d'autres plats favoris. Nous les avons simplement bonifiés afin d'en réduire substantiellement la teneur en gras et l'apport calorique tout en préservant leur saveur.

Il faut cesser de voir les aliments savoureux comme une pierre d'achoppement. Il n'y a aucune raison de vous priver de macaroni au fromage ou de poulet frit. Grâce à nos variantes améliorées, vous pourrez vous sucrer (ou saler) le bec sans remords.

Pour améliorer le profil santé d'un hamburger, des frites ou d'autres plats semblables, il faut s'attaquer aux lipides. Ces nutriments sont deux fois plus caloriques que les glucides ou les protéines. Bien sûr, il faudra aussi surveiller vos portions et consommer beaucoup de légumes aux repas.

En fait, on attribue aux matières grasses des qualités gustatives qu'elles ne méritent pas toujours. Dans bien des cas, ce ne sont pas ces substances qu'on recherche dans un plat, mais la consistance crémeuse, viandeuse ou croquante à laquelle on a pris l'habitude de les associer. Dans d'autres cas, elles sont naturellement présentes dans l'aliment; les produits laitiers et les viandes grasses en sont de bons exemples.

Pour bonifier ces plats que vous aimez sans en altérer la saveur, il suffisait donc de supprimer les gras et de remplacer certains autres ingrédients caloriques par des équivalents plus sains. Les conseils suivants vous permettront de traiter vos autres plats de la même manière:

- Remplacez les viandes grasses par des maigres: chair de volaille blanche plutôt que brune, dinde hachée plutôt que bœuf, filet de porc plutôt que côtes.

- Faites cuire vos aliments au four ou au gril plutôt que de les frire. Les aliments panés et frits sont gorgés d'huile.

- Retirez la peau de la volaille, parez le gras visible de la viande et jetez les jaunes d'œuf. Pourquoi se préoccuper des gras cachés alors que le mal vient essentiellement de ceux qui sont visibles?

- Optez pour les produits à faible teneur en gras et non sucrés. Les produits maigres qu'on fabrique aujourd'hui, notamment le fromage, sont nettement plus savoureux que par le passé. Vous pouvez aussi remplacer le lait entier par du sans gras ou le fromage riche, comme le cheddar, par de la mozzarella ou d'autres qui contiennent naturellement moins de gras.

- Remplacez une partie de la viande grasse ou du fromage gras de vos recettes par des équivalents plus maigres.

Supprimez quelques calories à chacun de vos repas. Quand vous en aurez retranché 3500, vous aurez perdu 450 g de graisse corporelle. Vous trouverez dans les pages suivantes, des recettes vous permettant d'appliquer ces principes aux plats que vous aimez.

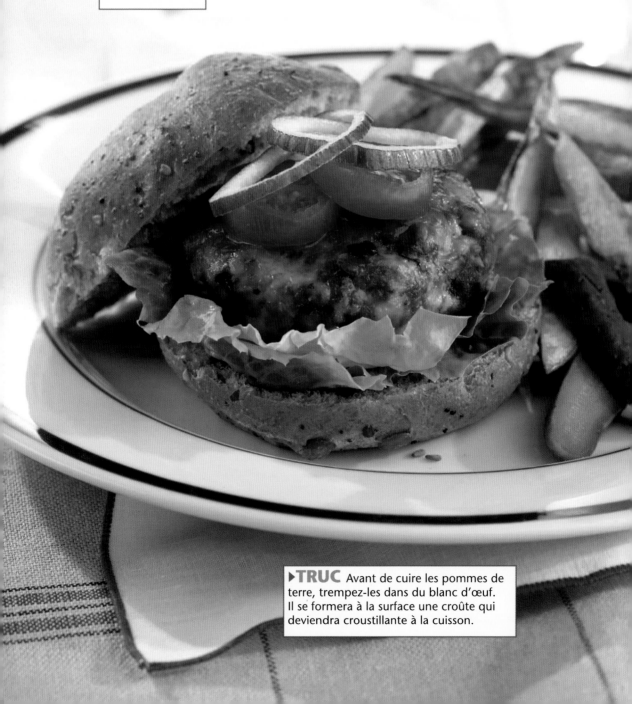

▶**TRUC** Si vous préférez le pain mollet blanc, achetez un produit « léger », « de régime » ou « à faible teneur en glucides » : le pain sera un peu plus petit, moins calorique et plus riche en fibres.

▶**TRUC** Avant de cuire les pommes de terre, trempez-les dans du blanc d'œuf. Il se formera à la surface une croûte qui deviendra croustillante à la cuisson.

Hamburgers

Ah, le bon hamburger! Mais comme ce plat tire le tiers de ses calories des gras saturés, nous avons concocté une variante à base de bœuf maigre, de dinde hachée, de champignons et de flocons d'avoine riches en fibres.

250 g de ronde de bœuf (gîte à la noix) hachée

250 g de dinde hachée

50 g (½ tasse) de champignons, hachés fin

30 g (¼ tasse de flocons d'avoine ou de chapelure

20 g (2 c. à soupe) d'oignon, haché fin

6 pains mollets de blé entier

Laitue (facultatif)

Tranches de tomate (facultatif)

1. Dans un grand bol, mélangez le bœuf, la dinde, les champignons et les flocons d'avoine ou la chapelure. Formez 6 galettes.

2. Faites griller les galettes à point. Servez sur le pain mollet avec, si désiré, de la laitue et de la tomate.

ALIMENT CATASTROPHE	ALIMENT BONIFIÉ
450 g de bœuf haché ordinaire	450 g d'un mélange de ronde de bœuf (gîte à la noix) de dinde hachée, d'avoine et de champignons hachés
Pain mollet ordinaire	Pain mollet de blé entier
Calories par portion : 465	Calories par portion : 225
Lipides par portion : 22 g	Lipides par portion : 8 g

Frites

Le hamburger ne serait pas complet sans frites. Malheureusement, la chair tendre de la pomme de terre est une véritable éponge à huile et la haute friture en triple l'apport calorique. Solution : faites cuire vos frites au four, à haute température.

1 pomme de terre moyenne (environ 170 g)

Sel assaisonné (facultatif)

1. Piquez la pomme de terre et passez-la 4 min au micro-ondes. Laissez-la refroidir jusqu'à ce que vous puissiez la manipuler.

2. Préchauffez le four à 260 ˚C (500 ˚F). Pulvérisez une plaque à pâtisserie d'enduit à cuisson.

3. Coupez la pomme de terre en bâtonnets et disposez ceux-ci sur la plaque en une seule couche. Pulvérisez un peu d'enduit à cuisson en surface et saupoudrez de sel assaisonné, au goût.

4. Faites cuire environ 10 min, en retournant une fois.

ALIMENT CATASTROPHE	ALIMENT BONIFIÉ
Frites	Pommes de terre au four
Huile	Enduit à cuisson
Calories par portion : 400	Calories par portion : 90
Lipides par portion : 20 g	Lipides par portion : 0 g

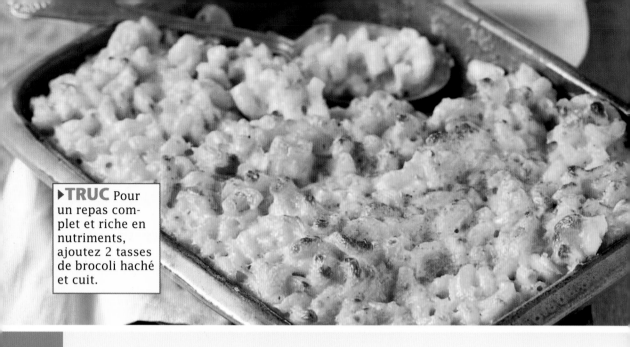

▶TRUC Pour
un repas com-
plet et riche en
nutriments,
ajoutez 2 tasses
de brocoli haché
et cuit.

▲ Macaroni au fromage

6 PORTIONS

Qui aurait cru qu'un plat crémeux puisse être aussi pauvre en gras? Soit, il reste tout de même calorique, mais il contient beaucoup moins de gras saturés que l'original. Comme ces gras préviennent la bonne régulation de la glycémie et élèvent le risque de cardiopathie, ils sont à proscrire.

500 g (3 c. à soupe) de margarine à tartiner légère

30 g (¼ tasse) de farine

2 g (¾ c. à thé) de moutarde en poudre

2 boîtes (385 ml chacune) de lait concentré sans gras

45 g (¼ tasse) de parmesan

120 g (1 tasse) de cheddar vieilli, à faible teneur en gras

2,5 g (½ c. à thé) de sel

1,5 g (¼ c. à thé) de poivre fraîchement moulu

1 boîte (450 g/5 tasses) de coudes de macaronis cuits

1 pincée de paprika

1. Préchauffez le four à 180 °C (350 °F). Graissez légèrement un plat de 3 litres allant au four.

2. Dans une grande casserole épaisse, faites fondre la margarine à feu doux. Ajoutez la farine et mélangez.

3. Ajoutez la moutarde, puis graduellement le lait concentré en battant constamment au fouet, et faites cuire 2 min. Sans cesser de battre, poursuivez la cuisson à feu moyen environ 10 min ou jusqu'à ce que la préparation commence à bouillir. Retirez du feu.

4. Ajoutez le parmesan, le cheddar, le sel et le poivre, et battez jusqu'à ce que le fromage fonde.

5. Incorporez les macaronis et versez dans le plat. Saupoudrez d'un peu de paprika. Enfournez et faites cuire environ 30 min.

ALIMENT CATASTROPHE	ALIMENT BONIFIÉ
3 c. à soupe de beurre	3 c. à soupe de margarine légère
500 ml de lait entier	2 boîtes de lait concentré, sans gras
250 g de fromage entier, râpé	120 g de fromage sans gras et 30 g de parmesan
Calories par portion: 388	Calories par portion: 325
Lipides par portion: 21 g	Lipides par portion: 3,5 g

Aubergine au parmesan

8 PORTIONS

Comme sa chair est spongieuse, l'aubergine panée et cuite en haute friture absorbe beaucoup d'huile. Cette variante cuite au four, et assaisonnée de sauce au fromage, est tout aussi savoureuse, mais ne fournit que le tiers des calories du plat original.

2 aubergines moyennes, pelées et coupées en tranches de 1 cm

6 g (2 c. à thé) de poudre d'ail

Sel, au goût (facultatif)

Poivre fraîchement moulu, au goût (facultatif)

500 ml (2 tasses) de sauce tomate ou marinara

110 g (1 tasse) de mozzarella partiellement écrémée, râpée

60 g (½ tasse) de chapelure à l'italienne

30 g (¼ tasse) de parmesan râpé

2,5 g (1 c. à soupe) de persil émincé

1. Préchauffez le gril. Pulvérisez de l'enduit à cuisson dans un plat de 3 litres allant au four.

2. Saupoudrez l'aubergine de poudre d'ail, de sel et de poivre. Disposez les tranches en une seule couche sur une plaque à pâtisserie et pulvérisez-les d'enduit à cuisson à saveur d'huile d'olive. Faites cuire à 10 cm du gril, 5 min de chaque côté.

3. Baissez le feu à 190 °C (375 °F). Disposez dans le plat le tiers des tranches d'aubergine, de la sauce et de la mozzarella, et répétez l'opération deux fois. Saupoudrez de chapelure et de parmesan. Faites cuire environ 30 min. Garnissez de persil au moment de servir.

ALIMENT CATASTROPHE	ALIMENT BONIFIÉ
Haute friture	Cuisson au gril et au four
60 ml d'huile végétale	Enduit à cuisson à saveur d'huile d'olive
1 œuf entier	Sans œuf
170 g de mozzarella	110 g de mozzarella et 30 g de parmesan
Calories par portion : 300	Calories par portion : 200
Lipides par portion : 18 g	Lipides par portion : 6 g

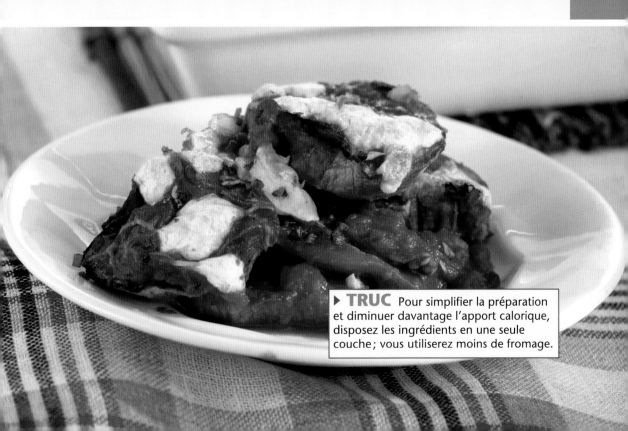

▶ **TRUC** Pour simplifier la préparation et diminuer davantage l'apport calorique, disposez les ingrédients en une seule couche ; vous utiliserez moins de fromage.

▶ Poulet « frit » au four

6 PORTIONS

C'est surtout la peau qui fait problème quand on prend du poulet frit. Retirez-la et allégez la panure : vous aurez un plat tout aussi savoureux mais nettement moins riche.

- **6 demi-poitrines de poulet, sans la peau (environ 700 g)**
- **Sel, au goût (facultatif)**
- **Poivre fraîchement moulu, au goût (facultatif)**
- **60 ml (¼ tasse) de lait écrémé**
- **1 blanc d'œuf, légèrement battu**
- **15 g (½ tasse) de flocons de maïs émiettés**

1. Préchauffez le four à 200 °C (400 °F). Pulvérisez de l'enduit à cuisson sur une plaque à pâtisserie .
2. Rincez et épongez le poulet ; salez et poivrez, si désiré.
3. Dans un bol moyen, mélangez le lait et le blanc d'œuf. Étendez les miettes de flocons de maïs dans une assiette. Trempez les morceaux de poulet dans le lait et l'œuf, puis roulez-les dans les miettes de manière à bien les enrober.
4. Disposez les morceaux de poulet en une seule couche sur la plaque. Pulvérisez de l'enduit à cuisson à la surface et faites dorer au four 20 à 30 min.

ALIMENT CATASTROPHE	ALIMENT BONIFIÉ
Poulet avec la peau, y compris la chair brune	Poitrines de poulet, sans la peau
Panure composée d'un œuf entier et de chapelure	Panure composée d'un blanc d'œuf et de flocons de maïs émiettés
Friture	Enduit à cuisson, four
Calories par portion : 545	Calories par portion : 175
Lipides par portion : 38 g	Lipides par portion : 3 g

▶ Purée de pommes de terre

6 PORTIONS

Il suffit d'apporter deux changements à ce plat classique pour diminuer sa teneur en gras. Mais, n'allez surtout pas saboter vos efforts en recouvrant vos pommes de terre de beurre et de sauce ! Optez plutôt pour un peu de crème sure (crème aigre) sans gras.

- **1 kg (6 moyennes) de pommes de terre**
- **180 ml (¾ tasse) de lait écrémé ou sans gras, réchauffé**
- **45 g (¼ tasse) de granules à saveur de beurre**
- **Sel, au goût (facultatif)**
- **Poivre fraîchement moulu, au goût (facultatif)**

1. Pelez les pommes de terre, mettez-les dans une casserole et recouvrez d'eau. Portez à ébullition et faites cuire 15 à 20 min ou jusqu'à ce qu'elles soient tendres et qu'il ne reste plus que 2 c. à soupe d'eau. Retirez du feu.
2. Réduisez les pommes de terre en purée au mélangeur à basse vitesse.
3. Dans un petit bol, mélangez 120 ml (½ tasse) de lait et les granules. Incorporez les pommes de terre, en ajoutant du lait au besoin. Salez et poivrez, si désiré.

ALIMENT CATASTROPHE	ALIMENT BONIFIÉ
3 c. à soupe de beurre	45 g de granules à saveur de beurre
Lait entier	Lait écrémé
Calories par portion : 220	Calories par portion : 145
Lipides par portion : 8 g	Lipides par portion : 1 g

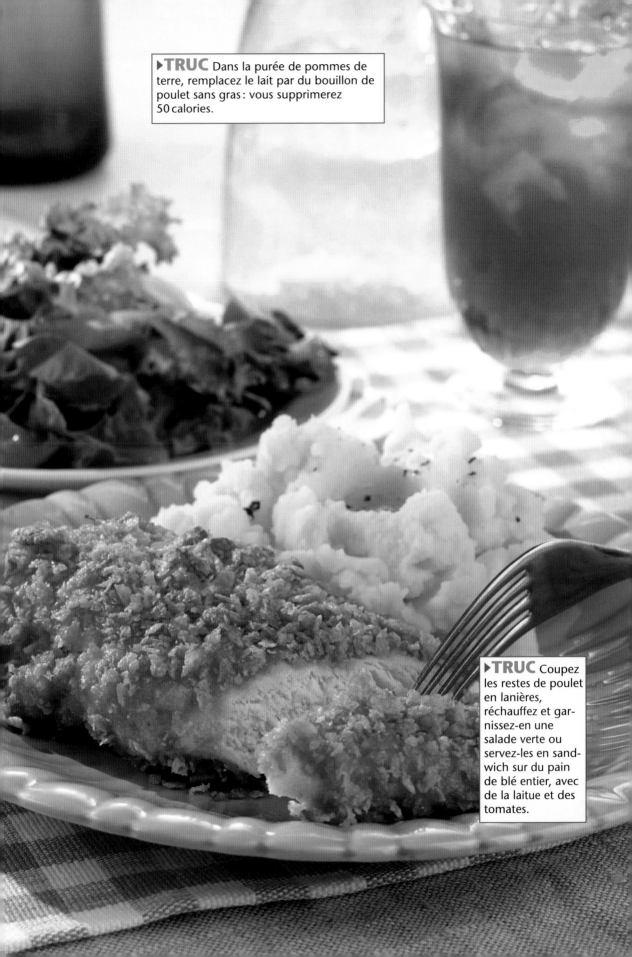

▶**TRUC** Dans la purée de pommes de terre, remplacez le lait par du bouillon de poulet sans gras : vous supprimerez 50 calories.

▶**TRUC** Coupez les restes de poulet en lanières, réchauffez et garnissez-en une salade verte ou servez-les en sandwich sur du pain de blé entier, avec de la laitue et des tomates.

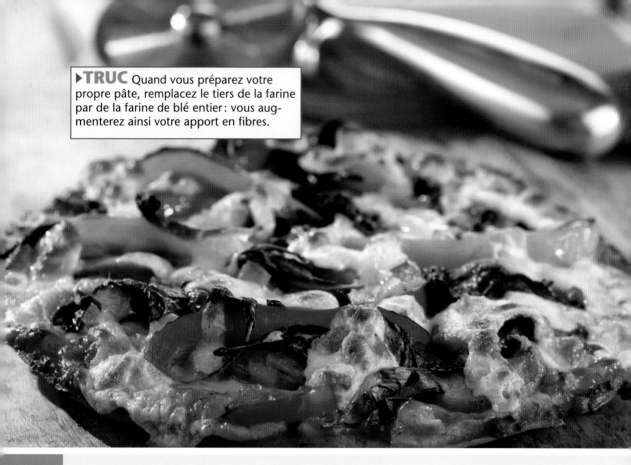

▶**TRUC** Quand vous préparez votre propre pâte, remplacez le tiers de la farine par de la farine de blé entier : vous augmenterez ainsi votre apport en fibres.

▲ Pizza saucisse et légumes

4 PORTIONS

Croûte mince et fromage allégé font de cette pizza un plat moins riche que la version originale. De plus, nous avons remplacé la viande par des galettes végétariennes émiettées, qui rappellent la saveur de la saucisse tout en étant pratiquement exempts de gras.

1 boîte de préparation à pâte à pizza

250 ml (1 tasse) de sauce à pizza pauvre en gras

4 boulettes de « chair à saucisse » végétarienne

210 g (1¼ tasse) de poivron, tranché fin

40 g (½ tasse) de champignons tranchés

20 g (2 c. à soupe) d'oignon, haché

20 g (½ tasse) d'épinards surgelés, décongelé, et hachés

80 g (¾ tasse) de mozzarella partiellement écrémée, râpée

1. Préchauffez le four à 230 °C (450 °F). Pulvérisez de l'enduit à cuisson sur une plaque à pâtisserie.

2. Préparez la pâte selon le mode d'emploi du fabricant. Abaissez-la sur la plaque en un fin rectangle de 30 x 35 cm. Étalez la sauce uniformément en surface, puis garnissez de chair à saucisse émiettée, du poivron, des champignons, de l'oignon et des épinards. Parsemez de fromage.

3. Faites cuire sur la grille inférieure du four 12 à 17 min ou jusqu'à ce que la pâte soit dorée.

ALIMENT CATASTROPHE	ALIMENT BONIFIÉ
180 g de provolone et 180 g de mozzarella	80 g de mozzarella
Saucisse	Boulettes végétariennes
Pepperoni	Poivrons, champignons, oignons, épinards
Calories par portion* : 795	Calories par portion* : 370
Lipides par portion* : 42 g	Lipides par portion* : 8 g
*deux pointes	

▼ «Ailes» de poulet Buffalo

4 PORTIONS

Le secret de ce plat célèbre créé à Buffalo il y a 40 ans réside dans sa sauce et non dans les ailes de poulet. Il suffit de remplacer ces dernières par des lanières coupées dans la poitrine pour en préserver la saveur tout en supprimant l'essentiel de son gras.

1 c. à soupe de margarine à tartiner légère

450 g de lanières de poitrine de poulet

2 c. à soupe de sauce au piment fort

1½ c. à thé de vinaigre de cidre de pomme

Sel, au goût (facultatif)

Poivre fraîchement moulu, au goût (facultatif)

1. Faites fondre la margarine dans une poêle anti-adhésive.

2. Faites sauter le poulet 5 min à feu moyen. Retournez et faites dorer 3 min de plus. Versez la sauce pimentée et le vinaigre sur le poulet et poursuivez la cuisson 5 min ou jusqu'à ce qu'il soit doré des deux côtés. Montez le feu et faites cuire environ 2 min ou jusqu'à réduction quasi complète de la sauce. Salez et poivrez, si désiré.

ALIMENT CATASTROPHE	ALIMENT BONIFIÉ
Ailes de poulet	Lanières de poitrine de poulet désossé, sans la peau
2 c. à soupe de beurre	1 c. à soupe de margarine légère
Cuites en haute friture et assaisonnées de sauce	Sautées dans de la sauce au piment et de la margarine légère
Calories par portion : 380 pour 110 g (environ 12 grosses ailes)	Calories par portion : 140 pour 110 g (environ 4 morceaux de poulet)
Lipides par portion : 24 g	Lipides par portion : 3 g

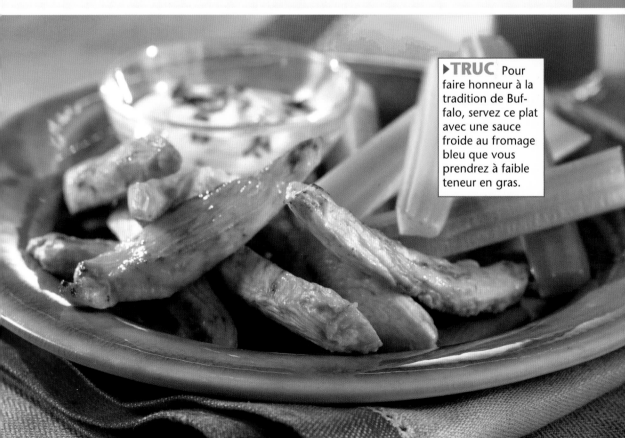

▶**TRUC** Pour faire honneur à la tradition de Buffalo, servez ce plat avec une sauce froide au fromage bleu que vous prendrez à faible teneur en gras.

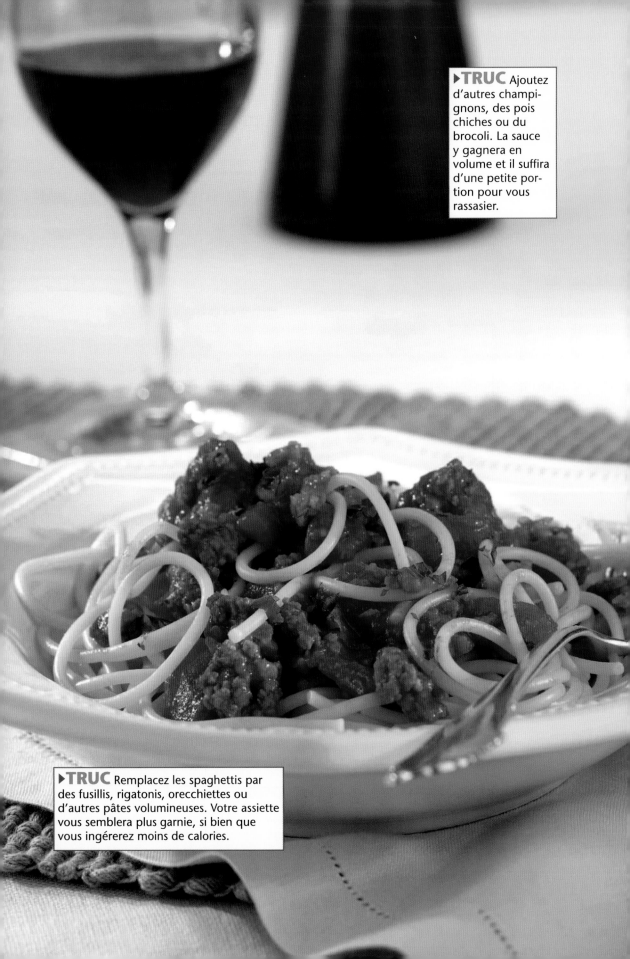

▶TRUC Ajoutez d'autres champignons, des pois chiches ou du brocoli. La sauce y gagnera en volume et il suffira d'une petite portion pour vous rassasier.

▶TRUC Remplacez les spaghettis par des fusillis, rigatonis, orecchiettes ou d'autres pâtes volumineuses. Votre assiette vous semblera plus garnie, si bien que vous ingérerez moins de calories.

Spaghetti, sauce à « la viande »

4 PORTIONS

La moitié du plaisir que procure une bonne sauce à spaghetti vient de la consistance de la viande hachée. Vous obtiendrez le même effet en remplaçant une partie de cette dernière par du hachis végétarien ou des miettes de soya. On n'y verra que du feu, ces deux produits ayant l'apparence et la saveur du bœuf haché. On les trouve dans la plupart des supermarchés. Si l'idée ne vous plaît vraiment pas, remplacez-les par 110 g de dinde hachée maigre.

225 g (½ boîte) de spaghettis

110 g de ronde de bœuf (gîte à la noix), hachée

185 g (1¼ tasse) d'oignon, en dés

40 g (¼ tasse) de poivron vert, haché

110 g (⅔ tasse) de «ronde» végétarienne, hachée, ou de miettes de soya

3 g (1 c. à thé) d'ail émincé

110 g (1 petit casseau) de champignons frais, tranchés

1 boîte (213 ml) de sauce tomate

1 boîte (796 ml) de petites tomates italiennes en dés

2 g (1 c. à soupe) de persil haché

1 g (½ c. à thé) de thym, de basilic et d'origan

1. Faites cuire les spaghettis selon le mode d'emploi du fabricant. Égouttez et réservez au chaud.

2. Entre-temps, faites dorer le bœuf, l'oignon et le poivron dans une poêle antiadhésive moyenne environ 5 min ou jusqu'à ce que la viande soit cuite et les légumes, tendres.

3. Ajoutez la ronde végétarienne ou les miettes de soya, l'ail et les champignons, et faites cuire environ 3 min.

4. Ajoutez la sauce tomate, les tomates, le persil et les herbes, et faites cuire environ 15 min, en remuant à l'occasion. Servez sur les spaghettis.

ALIMENT CATASTROPHE	ALIMENT BONIFIÉ
Bœuf haché ordinaire	Moitié miettes de soya et moitié ronde (gîte à la noix) hachée
225 g de saucisse de porc	Sans saucisse
Calories par portion : 625	Calories par portion : 350
Lipides par portion : 30 g	Lipides par portion : 6 g

Sandwich au poisson «frit»

4 PORTIONS

Le poisson est excellent pour la santé, à la condition de ne pas être enrobé d'une panure grasse et accompagné d'une riche sauce tartare. Le plat que nous avons concocté répond à ces critères: le poisson ne fournit qu'une fraction minime des calories qu'on y retrouve habituellement, tout en étant croustillant à souhait.

- 60 ml (¼ tasse) de lait écrémé
- 60 g (½ tasse) de flocons de maïs, émiettés
- 5 g (2 c. à thé) de paprika
- 2,5 g (1 c. à soupe) d'assaisonnement à fruits de mer (Old Bay ou autre)
- 450 g de filets de poisson
- 4 pains à hamburger légers

1. Préchauffez le four à 230 °C (450 °F). Pulvérisez de l'enduit à cuisson sur une plaque à pâtisserie.

2. Versez le lait dans un petit bol. Dans un autre bol, mélangez les miettes de flocons de maïs, le paprika et l'assaisonnement à fruits de mer, et répandez en une couche mince dans une assiette. Trempez le poisson dans le lait puis enrobez-le de panure. Disposez les filets en une seule couche sur la plaque.

3. Faites cuire à raison de 10 min par 3 cm d'épaisseur, ou jusqu'à ce que la chair se défasse à la fourchette.

ALIMENT CATASTROPHE	ALIMENT BONIFIÉ
Panure à base d'œuf	Panure à base de lait écrémé ou sans gras et de flocons de maïs émiettés
Cuit en haute friture	Cuit au four
Assaisonné à la sauce tartare	Assaisonné au paprika
Pain mollet ordinaire	Pain mollet léger
Calories par portion: 720	Calories par portion: 275
Lipides par portion: 40 g	Lipides par portion: 3 g

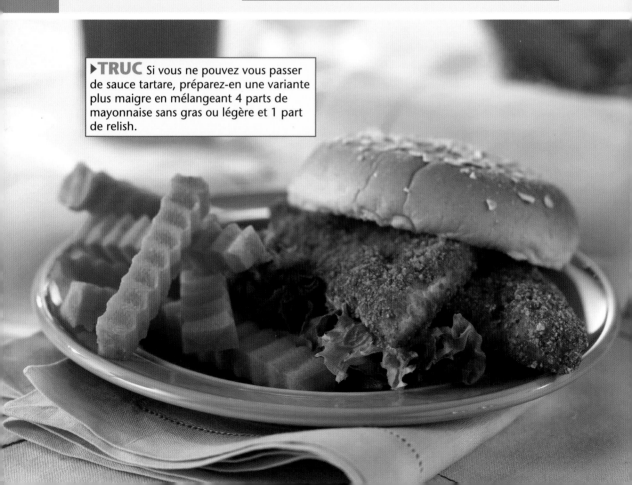

▶TRUC Si vous ne pouvez vous passer de sauce tartare, préparez-en une variante plus maigre en mélangeant 4 parts de mayonnaise sans gras ou légère et 1 part de relish.

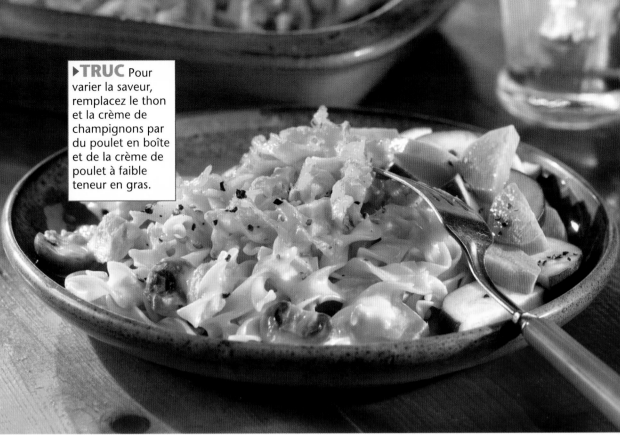

▲ Nouilles et thon en casserole

4 PORTIONS

Ce classique familial est généralement très gras, mais on peut facilement corriger le problème en apportant quelques changements qui modifieront peu sa saveur et sa consistance crémeuse.

1 boîte (225 g) de grosses nouilles aux œufs

110 g (1 tasse) de champignons frais, tranchés

1 boîte (320 ml) de crème de champignons à faible teneur en gras

1 boîte (170 g) de thon dans l'eau, égoutté

125 ml (½ tasse) de lait écrémé

120 g (1 tasse) de cheddar à faible teneur en gras, râpé

150 g (1 tasse) de pois surgelés

1. Préchauffez le four à 180 °C (350 °F).

2. Faites cuire les nouilles *al dente* selon le mode d'emploi du fabricant, puis égouttez-les.

3. Dans un plat de 1,5 litre allant au four, mélangez les nouilles, les champignons, la soupe, le thon, le lait, le fromage et les pois. Faites cuire environ 30 min ou jusqu'à ce que la préparation commence à bouillir.

ALIMENT CATASTROPHE	ALIMENT BONIFIÉ
1 boîte de crème de champignons ordinaire	1 boîte de crème de champignons à faible teneur en gras
2 boîtes de thon dans l'huile	1 boîte de thon dans l'eau
2 œufs	Sans œuf
Lait entier	Lait écrémé
180 g de fromage américain, râpé	120 g de cheddar allégé, râpé
Sans légumes	150 g de pois surgelés
Calories par portion : 455	Calories par portion : 305
Lipides par portion : 21 g	Lipides par portion : 5,5 g

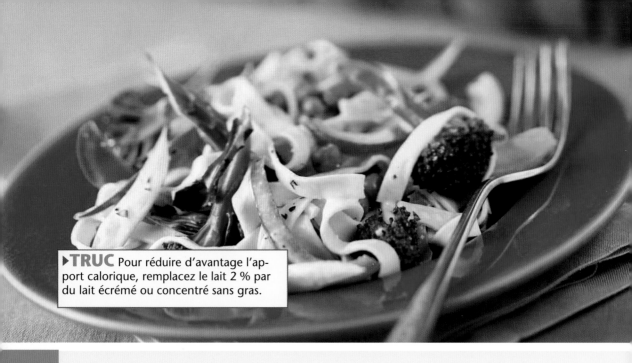

▶TRUC Pour réduire d'avantage l'apport calorique, remplacez le lait 2 % par du lait écrémé ou concentré sans gras.

▲ Fettuccine Alfredo aux légumes   4 PORTIONS

La crème sans gras remplace à merveille la crème épaisse qu'on emploie habituellement dans ce plat. Quant aux légumes, ils lui confèrent de la couleur et du volume. Vous pouvez donc en prendre plus tout en ingérant moins de calories.

340 g (¾ boîte) de fettuccines

250 g (2 tasses) de fleurettes de brocoli

225 g (2 tasses) de petites carottes, coupées en deux dans la longueur

150 g (1 tasse) de pois frais ou surgelés, et décongelés

1 gros poivron rouge, épépiné, et coupé en fines lanières

15 g (1 c. à soupe) de margarine à tartiner, légère

1 petite gousse d'ail, émincée

20 g (2 c. à soupe) de farine

½ c. à thé de sel

375 ml (1½ tasse) de lait semi-écrémé (2 %)

125 ml (½ tasse) de crème 10 % ou 15 %

60 g (½ tasse) de parmesan fraîchement râpé

1. Faites cuire les fettuccines selon le mode d'emploi du fabricant. Égouttez et réservez au chaud.

2. Entre-temps, portez de l'eau à ébullition dans une grande casserole, et faites cuire le brocoli et les carottes 5 min. Ajoutez les pois et le poivron, et poursuivez la cuisson 3 min. Égouttez et réservez au chaud.

3. Dans une casserole moyenne, faites fondre la margarine à feu moyen. Faites-y dorer l'ail environ 2 min. Incorporez la farine et le sel en battant, et faites cuire 2 min ou jusqu'à ce que la préparation commence à bouillir. En battant, incorporez graduellement le lait et la crème, et portez à ébullition. Baissez le feu et laissez épaissir la préparation 1 ou 2 min, sans cesser de battre.

4. Baissez le feu. Incorporez le fromage et laissez-le fondre. Dans un grand bol de service, mélangez les fettuccines, les légumes et la sauce.

ALIMENT CATASTROPHE	ALIMENT BONIFIÉ
Sans légumes	Carottes, brocoli, pois, poivron rouge, ail
Crème épaisse	Crème légère
Jaunes d'œuf	Sans œuf
120 g de parmesan	60 g de parmesan
2 c. à soupe de beurre	1 c. à soupe de margarine légère
Calories par portion : 1140	Calories par portion : 540
Lipides par portion : 87 g	Lipides par portion : 10 g

▼ Bœuf bourguignon

4 PORTIONS

La ronde (gîte à la noix) rend ce ragoût nettement moins gras que l'original, qui se pré-pare habituellement avec un morceau d'épaule. Comme la cuisson est lente, la viande sera tendre. Le vin rouge relève la sauce tout en apportant des antioxydants protecteurs du cœur. Enfin, pour en diminuer encore l'apport calorique, nous l'avons enrichi de légumes. On peut le préparer à l'avance, le réfrigérer et le réchauffer à 160 ˚C (325 ˚F).

350 g de ronde de bœuf, (gîte à la noix) parée de tout gras visible, et coupée en morceaux de 1 cm

1½ tasse de petits oignons surgelés, décongelés

3 carottes, tranchées fin

4 gousses d'ail, coupées en lamelles

12 g (1 c. à soupe) de sucre

450 g de champignons, coupés en quatre

20 g (2 c. à soupe) de farine

125 ml (½ tasse) de vin rouge sec ou de bouillon de poulet

180 ml (¾ tasse) d'eau

¾ c. à thé de thym

¾ c. à thé de sel

½ c. à thé de poivre noir, fraîchement moulu

1. Préchauffez le four à 180 ˚C (350 ˚F).

2. Pulvérisez d'enduit à cuisson le fond d'un faitout ou d'une casserole à l'épreuve du feu. Faites-y dorer le bœuf environ 5 min. Déposez dans une assiette au moyen d'une cuiller à égoutter.

3. Mettez les oignons, les carottes et l'ail dans le faitout, saupoudrez de sucre et faites dorer les oignons environ 7 min. Ajoutez les champignons et faites cuire environ 4 min ou jusqu'à ce qu'ils soient tendres.

4. Mettez le bœuf dans le faitout avec son jus. Saupoudrez de farine et faites cuire, en remuant, environ 3 min jusqu'à ce que la farine soit absorbée.

5. Ajoutez le vin ou le bouillon et portez à ébullition. Ajoutez l'eau et les assaisonnements et portez de nouveau à ébullition. Couvrez et faites cuire au four environ 1 heure ou jusqu'à ce que la viande soit tendre.

ALIMENT CATASTROPHE	ALIMENT BONIFIÉ
Épaule de bœuf dorée dans l'huile	Ronde de bœuf (gîte à la noix) dorée à l'enduit à cuisson
Portions de bœuf de 170 g	Portions de bœuf de 85 g
Pommes de terre	Sans pommes de terre; plus de légumes
Calories par portion : 405	Calories par portion : 275
Lipides par portion : 19 g	Lipides par portion : 3,5 g

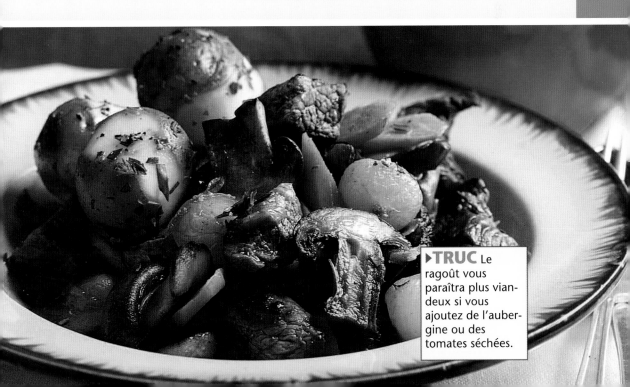

▶TRUC Le ragoût vous paraîtra plus vian-deux si vous ajoutez de l'auber-gine ou des tomates séchées.

Enchiladas

Ce plat comprend habituellement du bœuf, que nous avons remplacé par de la dinde. Les haricots noirs contribuent à sa saveur spécifiquement mexicaine, en plus d'apporter des fibres.

625 ml (2½ tasses) de salsa

15 g (¼ tasse) de corian-dre fraîche, hachée

2 g (1 c. à thé) de cumin moulu

8 tortillas de 15 cm

225 g de poitrine de dinde cuite, déchiquetée

180 ml (¾ tasse) de hari-cots noirs en boîte, rincés et égouttés

1 petit oignon rouge, haché fin

120 g (1 tasse) de cheddar à teneur réduite en gras, râpé

1. Préchauffez le four à 180 °C (350 °F). Pulvérisez légère-ment d'enduit à cuisson un plat de 1,5 litre allant au four.

2. Dans un bol peu profond d'au moins 15 cm de dia-mètre, mélangez la salsa, la coriandre et le cumin.

3. Trempez une tortilla dans la préparation, en l'enrobant entièrement. Disposez-la sur une assiette ou du papier ciré. Garnissez de 2 c. à soupe du mélange de salsa, puis du huitième de la dinde, des haricots et de l'oi-gnon. Saupoudrez de 1 c. à soupe de fromage. Roulez et disposez dans le plat, joint dessous. Procédez de la même manière avec les autres tortillas.

4. Garnissez les enchiladas du reste du mélange de salsa et saupoudrez-les du reste de fromage. Faites cuire environ 15 min ou jusqu'à ce que la préparation bouillonne.

ALIMENT CATASTROPHE	ALIMENT BONIFIÉ
Bifteck de hampe	Poitrine de dinde
150 g de cheddar ordinaire	120 g de cheddar allégé
Sans haricots	Haricots noirs
Calories par portion : 588	Calories par portion : 369
Lipides par portion : 35 g	Lipides par portion : 7 g

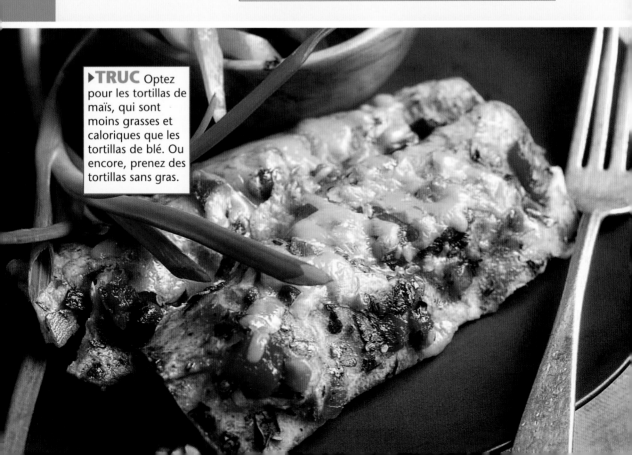

▶**TRUC** Optez pour les tortillas de maïs, qui sont moins grasses et caloriques que les tortillas de blé. Ou encore, prenez des tortillas sans gras.

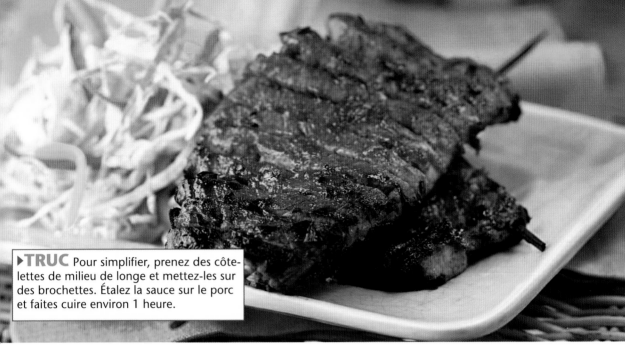

> **▶TRUC** Pour simplifier, prenez des côtelettes de milieu de longe et mettez-les sur des brochettes. Étalez la sauce sur le porc et faites cuire environ 1 heure.

▲ « Côtes » grillées

6 PORTIONS

On peut difficilement faire plus gras que les côtes de porc mais, dans ce plat, le filet s'y substitue avec bonheur. Il permet de couper 90 % des calories provenant des matières grasses.

- 2 **filets de porc (environ 340 g chacun), parés de tout le gras visible**
- 1 **oignon rouge moyen, haché**
- 1 **poivron rouge moyen, épépiné et haché**
- 3 **gousses d'ail, émincées**
- 250 **ml (1 tasse) de ketchup**
- 125 **ml (½ tasse) de sauce chili**
- 85 **g (¼ tasse) de mélasse**
- 40 **ml (3 c. à soupe) de sauce Worcestershire**
- 25 **g (2 c. à soupe) de cassonade (sucre brun) légère**
- 5 **g (2 c. à thé) de poudre de chili**
- 5 **g (2 c. à thé) de moutarde sèche**

  Sauce au piment fort, au goût

1. Faites tremper quatre brochettes de bois de 30 cm 30 min. Coupez le porc en papillon, puis en « côtes ». Enfilez sur les brochettes. Couvrez et réfrigérez.

2. Préchauffez le four à 230 °C (450 °F). Pulvérisez un peu d'enduit à cuisson dans un moule à gâteau roulé. Disposez-y les légumes et pulvérisez-les d'un peu d'enduit à cuisson. En les remuant fréquemment, faites-les rôtir dans le tiers supérieur du four environ 15 min ou jusqu'à ce qu'ils soient dorés et tendres.

3. Passez les légumes au robot culinaire avec tous les autres ingrédients. Versez dans une casserole, couvrez et faites cuire à feu doux-moyen environ 15 min ou jusqu'à ce que la préparation se mette à bouillir ; remuez à l'occasion. Prélevez une tasse de sauce et réservez le reste au chaud.

4. Pulvérisez une généreuse quantité d'enduit à cuisson sur la grille et préchauffez le gril à feu moyen. Arrosez de sauce les deux côtés de la viande. Faites griller jusqu'à cuisson complète, en retournant et en arrosant toutes les 4 min. Servez avec le reste de la sauce.

ALIMENT CATASTROPHE	ALIMENT BONIFIÉ
Côte de porc	Filet de porc
70 g de margarine	Sans margarine
75 g de cassonade	25 g de cassonade légère
Calories par portion : 665	Calories par portion : 284
Lipides par portion : 45 g	Lipides par portion : 4,5 g

bonifiez vos aliments catastrophe

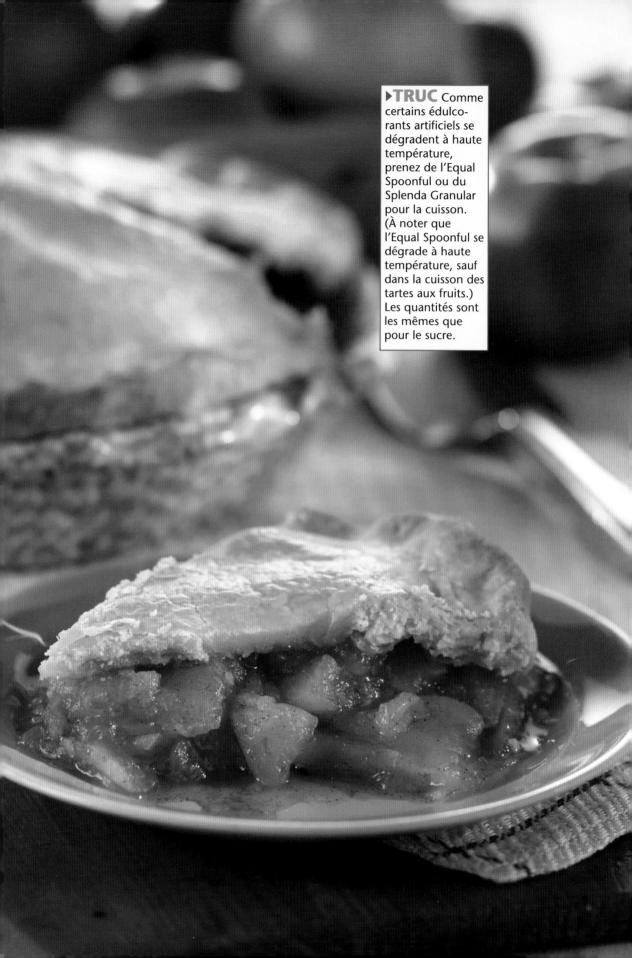

▶**TRUC** Comme certains édulcorants artificiels se dégradent à haute température, prenez de l'Equal Spoonful ou du Splenda Granular pour la cuisson. (À noter que l'Equal Spoonful se dégrade à haute température, sauf dans la cuisson des tartes aux fruits.) Les quantités sont les mêmes que pour le sucre.

Tarte aux pommes

Ce dessert populaire n'est pas forcément gras. Notre variante possède toute la saveur acidulée-sucrée du plat classique tout en ne fournissant que le tiers des calories. Comme la margarine légère renferme plus d'eau que l'ordinaire, abaissez rapidement la pâte; vous éviterez ainsi que la margarine ramollisse et rende la pâte collante.

40 g (3 c. à soupe) de margarine à tartiner légère

60 g (½ tasse) de farine

¼ c. à thé de sel

15 ml (1 c. à soupe) d'huile de canola ou de colza

20 ml (1½ c. à soupe) d'eau froide

1 c. à soupe de poudre de tapioca à cuisson rapide

6 pommes à cuire moyennes, pelées, évidées et tranchées (4 à 5 tasses)

130 g (⅔ tasse) d'édulcorant artificiel

½ à 1 c. à soupe de cannelle moulue

1 c. à thé de lait écrémé (facultatif)

1. Préchauffez le four à 180 °C (350 °F). Sans la laisser congeler, faites refroidir la margarine au congélateur.

2. Dans un bol moyen, mélangez la farine et le sel. Incorporez la margarine à l'aide d'un mélangeur à pâte jusqu'à ce que la préparation ait l'aspect d'une chapelure grossière. Ajoutez l'huile et mêlez rapidement. Aspergez la farine d'eau et remuez délicatement à la fourchette pour humecter la pâte.

3. Formez une boule et abaissez la pâte entre deux feuilles de papier ciré que vous aurez farinées; l'abaisse devrait avoir 25 cm de diamètre et 3 cm d'épaisseur.

4. Saupoudrez le tapioca sur le fond d'un moule à tarte de 23 x 4 cm; il absorbera le liquide des pommes durant la cuisson. Ajoutez les pommes et l'édulcorant, et saupoudrez de cannelle. Recouvrez les pommes de la pâte. Pincez-la en bordure et pratiquez quelques incisions à la surface. Si désiré, enduisez de lait. Faites cuire la tarte environ 1 heure ou jusqu'à ce que la pointe d'un couteau insérée en son centre en ressorte facilement.

ALIMENT CATASTROPHE	ALIMENT BONIFIÉ
Croûte épaisse	Croûte mince
⅔ tasse de sucre	⅔ tasse d'édulcorant de synthèse
2 c. à soupe de beurre	Sans beurre
⅔ tasse de shortening	3 c. à soupe de margarine légère
3 c. à soupe de farine	1 c. à soupe de tapioca à cuisson rapide
Calories par portion: 470	Calories par portion: 160
Lipides par portion: 24 g	Lipides par portion: 6,5 g

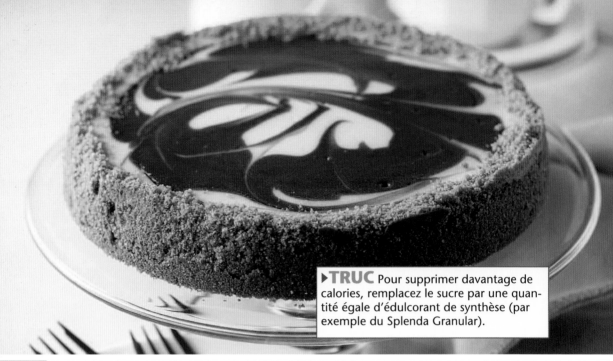

> ▶**TRUC** Pour supprimer davantage de calories, remplacez le sucre par une quantité égale d'édulcorant de synthèse (par exemple du Splenda Granular).

▲ Gâteau marbré au fromage   12 PORTIONS

La saveur et la texture caractéristiques du gâteau au fromage en font l'un des desserts les plus populaires. Si vous utilisez des ingrédients légers, vous n'aurez plus à vous en priver.

85 g (⅓ tasse) de biscuits Graham au miel, sans gras (6 biscuits)

85 g (½ tasse) de germe de blé grillé

200 g (1 tasse) plus 1 c. à soupe de sucre

30 ml (2 c. à soupe) d'huile d'olive extravierge

560 ml de tofu (environ 2 tasses) soyeux, égoutté

450 g de fromage à la crème, allégé

30 g (3 c. à soupe) de farine

1 gros œuf plus le blanc de deux gros œufs

1 c. à thé d'extrait de vanille

60 ml (¼ tasse) de sirop de chocolat

1. Préchauffez le four à 180 °C (350 °F).

2. Passez au robot culinaire les biscuits Graham, le germe de blé et 1 c. à soupe de sucre ; incorporez l'huile. Déposez la préparation dans le fond d'un moule à charnière de 23 cm, en la faisant remonter partiellement sur les côtés. Faites cuire environ 10 min.

3. Passez au robot le tofu, le fromage à la crème, la farine, l'œuf, les blancs d'œuf, la vanille et 1 tasse de sucre jusqu'à ce que la préparation soit uniforme.

4. Versez 1 tasse de la préparation au tofu dans un petit bol et incorporez le sirop au chocolat. Versez le reste de la préparation sur la croûte. Versez le mélange au chocolat et décorez en formant des volutes au couteau. Faites cuire 45 min. Éteignez le four et laissez-y reposer le gâteau 45 min. Laissez refroidir à température ambiante et réfrigérez toute la nuit.

ALIMENT CATASTROPHE	ALIMENT BONIFIÉ
225 g de fromage à la crème	450 g de fromage à la crème 0 %
2 tasses de crème sure (aigre)	560 ml (un peu plus de 2 tasses) de tofu
2 œufs entiers	1 œuf entier et 2 blancs d'œuf
Croûte au beurre	Croûte à l'huile d'olive
Calories par portion : 466	Calories par portion : 225
Lipides par portion : 34 g	Lipides par portion : 5 g

Mousse au chocolat

Cette variante de la mousse au chocolat classique en possède la saveur et la consistance tout en étant nettement moins grasse et calorique. Grâce à la préparation de crème-dessert sans sucre et à la garniture fouettée sans gras, ce sont 32 g de gras qui s'envolent!

500 ml (2 tasses) de lait écrémé

1 sachet de préparation à crème-dessert au chocolat instantanée, sans sucre

110 g (½ tasse) de garniture fouettée sans gras

1. Versez le lait dans un bol moyen et ajoutez la préparation de crème-dessert; remuez pour la faire dissoudre.

2. Incorporez la garniture fouettée.

ALIMENT CATASTROPHE	ALIMENT BONIFIÉ
2 tasses de crème épaisse	2 tasses de lait écrémé
110 g de chocolat mi-amer plus 150 g de sucre	Crème-dessert au chocolat non sucrée
4 œufs	Sans œuf
Crème fouettée	Garniture fouettée sans gras
Calories par portion: 500	Calories par portion: 105
Lipides par portion: 32 g	Lipides par portion: 0 g

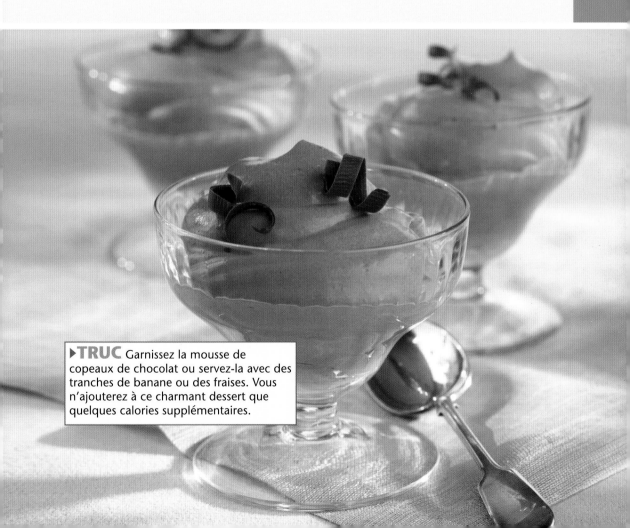

▶**TRUC** Garnissez la mousse de copeaux de chocolat ou servez-la avec des tranches de banane ou des fraises. Vous n'ajouterez à ce charmant dessert que quelques calories supplémentaires.

ÉTAPE 5 « sensibilisez »-vous grâce à l'exercice

L'approche visuelle de l'assiette vous aidera à mincir et à faire baisser votre glycémie (taux de sucre sanguin). Elle pourrait aussi vous permettre de diminuer vos doses de médicaments. Mais pour mettre toutes les chances de votre côté et, possiblement, renverser votre diabète, vous devriez aussi faire de l'exercice. L'activité physique exerce le même effet que certains médicaments : elle sensibilise les cellules à l'insuline, de sorte qu'elles absorbent plus de glucose du sang. En conséquence, la glycémie baisse.

Dans ce chapitre, nous vous proposons un programme simple comprenant de courtes séances de 5 minutes que vous pourrez facilement intégrer dans votre vie.

Nous vous présentons des exercices de musculation simples d'une durée de 10 minutes qui stimuleront votre métabolisme, et de la relaxation pour la fin de la journée. Enfin, vous découvrirez aussi qu'on peut facilement tonifier ses muscles, brûler des calories et ramener sa glycémie proche des valeurs normales simplement en vaquant à des activités quotidiennes.

Les résultats de l'étude DO IT, et de bien d'autres, ont largement démontré l'importance de l'exercice pour la perte de poids et la régulation de la glycémie. Ainsi, des chercheurs ont comparé trois programmes de perte de poids : le premier mettait l'accent sur l'alimentation seule, le second sur l'exercice et le troisième, sur ces deux éléments réunis. C'est cette dernière approche qui a permis aux sujets de perdre le plus de poids en un an. Ces résultats ne se sont pas démentis au fil des ans ; les sujets gardaient une bonne longueur d'avance sur ceux qui se limitaient au régime. D'ailleurs, ceux-là finissaient toujours par reprendre le poids perdu.

On comprend l'importance de l'exercice. Supposons que vous vouliez supprimer 500 calories par jour, soit ce qu'il faut pour perdre 0,5 kg par semaine. Vous pouvez ingérer 500 calories en moins, mais vous pouvez aussi en brûler 250 en faisant de l'exercice. Dans ce cas, votre régime vous paraîtra moins contraignant.

De plus, l'exercice accélère le métabolisme. Par conséquent, votre organisme brûle plus de calories même quand vous êtes inactif. C'est comme

10 manières de brûler 100 calories

- ▸ 5 minutes de canotage
- ▸ 9 minutes de marche rapide
- ▸ 10 minutes de nage sur le dos
- ▸ 12 minutes de baseball
- ▸ 13 minutes à laver les planchers
- ▸ 14 minutes de golf
- ▸ 15 minutes de danse
- ▸ 15 minutes de tondeuse
- ▸ 16 minutes de ping-pong
- ▸ 17 minutes de jardinage

si cela démultipliait les effets du régime. Pour les diabétiques, l'exercice est d'autant plus important qu'il a pour effet de sensibiliser les cellules à l'insuline et, par conséquent, de renverser l'insulinorésistance qui caractérise le diabète de type 2. En effet, les muscles sollicités sont plus actifs et ont donc besoin d'une plus grande quantité de glucose, qu'ils prélèveront dans le sang. Cet effet se poursuit plusieurs heures après une séance d'entraînement. De plus, à mesure que la condition physique s'améliore, les besoins énergétiques des muscles tonifiés sont plus élevés. Si bien que, chez la personne active, ses effets sur la glycémie sont permanents. Enfin, l'activité physique diminue l'incidence des troubles associés au diabète, à savoir l'hypertension artérielle, la crise cardiaque, l'accident vasculaire cérébral (AVC) et l'arthrite.

À la longue, vous découvrirez que l'exercice vous fait un tel bien que vous ne voudrez plus vous en passer. (D'ailleurs, le corps n'a pas été conçu pour rester au repos toute la journée, mais pour bouger.) Vous serez plein d'énergie, dormirez mieux et vous semtirez mieux. Notre Programme de marche 5 constitue la première étape de votre entraînement. Car c'est bien de marche qu'il s'agit quand nous parlons d'exercice : dans les rues de votre quartier, au centre commercial, bref, partout où c'est possible. Vous en ferez cinq fois par semaine, à raison de quelques minutes chaque fois. La première semaine, vous en ferez 10 minutes par jour ; la semaine suivante, vous augmenterez ce compte de 5 minutes par jour. Bien sûr, vous profiterez aussi de chaque occasion qui se présente pour mettre un pied devant l'autre.

Quand l'habitude de la marche sera bien installée, vous pourrez entreprendre notre routine action-glucose, destinée à tonifier vos muscles. D'une simplicité enfantine, elle ne vous demandera que 10 minutes. Gardez à l'esprit que la dépense musculaire vous aidera à renverser votre insulinorésistance.

L'exercice peut se faire en dehors d'une séance d'entraînement formelle, par exemple quand on fait la queue, quand la voiture est arrêtée au feu rouge, quand on se brosse les dents, bref, dans le cadre des multiples activités de la vie quotidienne. Nos exercices express de 30 secondes vous permettront de tirer le meilleur parti possible des nombreux moments où les circonstances vous contraignent à l'immobilité.

Bouger présente également l'avantage de libérer la tension et de calmer l'esprit. Comme vous le découvrirez à l'étape 6, la détente contribue à réguler la glycémie. De fait, elle contre

Attention à l'hypoglycémie !

L'exercice exerce une telle action sur la glycémie que celle-ci peut trop chuter. Vous planifierez vos séances en fonction de la posologie de votre médication (voir page 54). Voici les signes d'une crise d'hypoglycémie.

▸ **Sachez reconnaître les signes.** Confusion, tremblements, faiblesse et difficulté à parler sont tous des symptômes qui indiquent que vous devriez interrompre vos exercices aussitôt.

▸ **Prévoyez des munitions.** Si votre glycémie est trop basse, vous pourrez la rétablir en prenant une collation à faible teneur en gras et à haute teneur en glucides : une dizaine de bonbons gélatineux ou 125 ml (½ tasse) de boisson gazeuse normalement sucrée ou de jus.

▸ **Recrutez un ami.** Si possible, faites vos marches ou vos exercices avec quelqu'un qui pourra vous aider en cas d'urgence.

▸ **Gardez une carte d'identité** sur vous, même quand vous faites le tour du pâté de maisons. Elle doit comporter votre nom, adresse et numéro de téléphone, les coordonnées d'urgence de votre médecin et la posologie de vos médicaments.

les effets des hormones du stress (adrénaline, noradrénaline) qui, elles, l'élèvent et favorisent le gain de poids. D'une durée de 10 minutes, notre programme de relaxation de fin de journée s'inspire du yoga. Il s'agit d'exercices qui détendent les muscles et libèrent le corps et l'esprit du stress. Vous pouvez l'effectuer le soir, le matin ou à tout autre moment.

Cependant, il est important de consulter votre médecin avant d'entreprendre un programme d'exercice, particulièrement si vous avez plus de 35 ans, faites du diabète depuis plus de 10 ans, ou montrez des signes de cardiopathie, troubles de la circulation ou lésions neurologiques. Cela dit, les exercices présentés dans ce chapitre sont à la portée de la plupart des gens, surtout si on les intègre graduellement.

ACTION 1 Programme de marche 5

Si la marche est au cœur de ce programme, c'est qu'elle met vraiment le corps en mouvement. Des chercheurs ont découvert qu'elle faisait baisser la glycémie plus efficacement que d'autres formes d'exercice, en partie parce qu'elle sollicite continûment les muscles et, par conséquent, la demande en glucose. De plus, elle n'exige pas d'habiletés ou d'équipement particuliers. On peut la pratiquer presque partout et en tout temps.

Il est vrai que vous devrez y investir du temps. Vous devez viser à la pratiquer cinq (5) fois par semaine. Si vous croyez que c'est impossible, détrompez-vous : c'est ce que pensaient des sujets de l'étude DO IT, jusqu'au jour où ils ont commencé à perdre du poids. La marche est alors devenue pour eux une priorité. Vous en arriverez vous aussi à cette conclusion, mais il vous faudra d'abord intégrer cet exercice graduellement dans votre quotidien. Voici comment.

AU DÉBUT, CONSACREZ-Y 10 MINUTES

C'est à peu près le temps nécessaire pour faire le tour du pâté de maisons... ou pour se préparer un café, feuilleter un magazine ou regarder les dernières prévisions météo à la télé. Bref, chacun dispose d'au moins 10 minutes dans la journée. C'est tout ce qu'il faut pour commencer.

La première semaine, contentez-vous de faire 10 minutes de marche 5 jours sur 7. Vous serez étonné de découvrir combien on en prend facilement l'habitude. Il ne s'agit pas de promesses en l'air. Nous savons que le simple geste de sortir pour faire de l'exercice peut paraître exigeant. En fait, le premier pas est souvent le plus difficile. Pour vous faciliter les choses, procédez par étapes. Sortez en vous disant que vous allez ramasser le journal, puis marchez jusqu'au bout de l'entrée comme si vous alliez chercher le courrier. Finalement, faites comme si vous aviez aperçu un voisin avec qui vous aimeriez échanger quelques mots et allez jusqu'au coin de la rue. En un rien de temps, ces étapes s'additionneront et vous aurez marché 10 minutes.

Vous pourriez même en venir à anticiper vos sorties. Songez à tout ce qui vous attend : l'air frais, une pause dans vos obligations et la possibilité de savoir ce qui se passe dans le voisinage (croyez-nous, vous verrez des tas de choses qui vous échappent quand vous êtes en voiture).

AJOUTEZ 5 MINUTES DE PLUS CHAQUE SEMAINE

Cinq minutes, c'est peu. Vous pourriez même penser que ça ne changera pas grand-chose. C'est exactement le but de l'opération : vous amener à accroître de manière quasi imperceptible le temps que vous consacrez à la marche de sorte que vous n'y voyiez pas un énorme défi à relever. Et pourtant, ces 5 minutes supplémentaires exerceront un effet bien réel sur votre glycémie. Après tout, cela signifie que, au bout de la semaine, vous aurez marché 25 minutes de plus.

Déterminez le jour qui vous convient pour entreprendre votre programme : les gens optent habituellement pour le dimanche ou le lundi. Faites 10 minutes de marche et restez fidèle à votre nouvelle routine jusqu'au moment où vous passerez à 15 minutes, puis à 20, etc. Votre but est d'en arriver à marcher au moins 45 minutes par jour. Si vous commencez par des séances de 10 minutes et respectez le programme à la lettre, vous y parviendrez au bout de huit semaines.

Entre-temps, vous aurez perdu du poids et, avec de la persévérance, vous continuerez d'en perdre. Si, au bout des huit semaines, vous souhaitez continuer de vous améliorer, vous pourrez toujours accélérer le pas ou marcher plus souvent.

Sur la voie du succès

Maria Holland, une participante à l'étude DO IT, se rappelle du moment où elle a compris l'importance de l'exercice physique pour sa glycémie. « Un soir, après le souper, confie la femme de 34 ans, j'ai mesuré mon taux de sucre sanguin : il était de 12. J'ai fait une marche de 20 minutes et l'ai mesuré de nouveau : il était descendu à 7. C'était la première fois que je comparais les mesures « avant » et « après ». Ça m'a ouvert les yeux ; jamais je n'aurais cru que le simple fait de marcher pouvait faire une telle différence. »

Dès lors, elle a intégré la marche dans sa routine quotidienne. « Je me sentais capable de marcher 20 minutes dès le début, dit-elle. Je ne craignais pas l'exercice mais je n'en faisais tout simplement pas. » À peine deux semaines après sa première marche, son comportement a changé. « On a pas toujours envie de faire de l'exercice, mais quand on persiste, on se sent bien après coup. J'ai eu envie d'en faire plus. La troisième ou quatrième semaine, je suis presque devenue accro. Si je ne faisais pas de marche, je me sentais mal. » Ses marches duraient désormais 30 minutes, parfois une heure, quand elle en avait le temps. Son quartier étant sécuritaire, il lui arrivait souvent, la nuit, de faire une petite balade tranquille.

Elle a aussi décidé de profiter de toutes les occasions qui s'offraient à elle de marcher. Par exemple, à l'hôpital, où elle travaillait comme infirmière, elle empruntait les escaliers chaque fois qu'elle devait monter trois étages ou moins. À la maison, elle a remplacé son mari derrière la tondeuse. Quand elle amenait l'un de ses trois enfants à une pratique de soccer ou de baseball, elle faisait le tour du terrain à pied plutôt que de s'asseoir pour les attendre.

En deux mois, sa glycémie est revenue à la normale, résultat qu'elle n'avait pas obtenu avec les médicaments. Elle a aussi perdu 30 kg au cours de l'étude et 14 autres depuis. Elle attribue une partie de sa réussite au fait que la marche l'aide à rester fidèle à son régime. « Si je prends un petit gâteau, confie-t-elle, je pense à l'exercice que je devrai faire pour brûler toutes ces calories. La motivation tient dans la manière dont on aborde les choses. »

ÉVALUEZ VOS RÉSULTATS

Au milieu de la semaine, prenez une journée pour évaluer vos résultats. L'état physique variant d'une personne à l'autre, cette évaluation est importante car elle permet d'apporter des changements. Voici les questions à vous poser :

- Ai-je du mal à me motiver à marcher du fait que l'effort me semble démesuré ?
- Suis-je fatigué au retour de ma marche ?
- La marche me cause-t-elle de la douleur ?
- Est-ce que je me sens revigoré et plein d'énergie ?
- Est-ce que le temps consacré me semble raisonnable ?
- L'état de mes pieds est-il satisfaisant (absence de douleur et de lésions) ?

Si vous avez répondu « oui » à l'une des trois premières questions, surtout si vous êtes obèse, marchez 5 minutes de moins ce jour-là. L'exercice ne doit pas vous sembler une punition, autrement vous n'aurez pas envie d'en faire. N'allez pas au-delà de vos capacités. Il se peut que vous soyez simplement fatigué. Le lendemain, reprenez votre routine. Si vous éprouvez toujours de la fatigue, tenez-vous-en à une séance plus courte pour le reste de la semaine. Vous reprendrez la suite normale du programme quand vous pourrez marcher 5 minutes de plus sans difficulté.

Si vous avez répondu « oui » aux trois dernières questions, c'est signe que vous pouvez faire mieux. Marchez 5 minutes de plus ce jour-là. Vous pouvez adopter ce nouveau régime pour le reste de la semaine ou revenir au programme initial. À vous de décider.

INTÉGREZ DES JOURS « JOKER »

Selon notre programme, vous marcherez 5 fois par semaine. Ce qui ne signifie pas que vous ne bougerez pas les deux autres jours. Vous prenez congé de marche, pas d'activité physique. D'où le concept des jours « joker » : à vous de décider ce que vous voulez faire de ces minutes habituellement réservées à la marche. Peut-être déciderez-vous de marcher. À moins que vous n'optiez pour le jardinage, une sortie au parc avec votre petit-fils, une partie de ballon, etc. Toutes ces activités sont de l'exercice. Quant au golf, au tennis, à la danse, pour ne nommer que ces passe-temps, ils s'inscrivent parfaitement dans notre programme.

INTENSIFIEZ VOS EFFORTS

Ne voyez surtout pas votre programme de marche comme la seule occasion de bouger. Il fut un temps où les gens se déplaçaient constamment à pied et, même à notre époque, les possibilités de marcher sont nombreuses : emprunter les escaliers au lieu de prendre l'ascenseur ou l'escalier roulant, marcher jusqu'au casier postal pour cueillir son courrier, etc. Comme chacun de vos pas vous permet de brûler des calories, faites consciemment le choix de les multiplier, en dehors des minutes que vous consacrez « officiellement » à la marche.

Par exemple, quand vous en serez à la semaine de 30 minutes, procurez-vous un podomètre, petit appareil qu'on porte à la ceinture et qui mesure le nombre de pas qu'on effectue. Bien que ce dernier varie en fonction de la longueur de la foulée, si vous marchez 30 minutes par jour, vous aurez vite des milliers de pas à votre actif. Essayez d'en faire un peu plus. Par exemple, si vous en êtes à 8 500 pas par jour, visez les 9 000. Progressez jusqu'à atteindre 10 000 pas. Cependant, podomètre ou pas, essayez de marcher chaque fois que vous en avez l'occasion.

Si vous avez passé votre vie à chercher des moyens d'économiser vos pas, vous pourriez avoir du mal à briser le conditionnement mental qui vous amène à rechercher l'efficacité à tout prix. Mais si vous songez que, en réalité, tous ces petits gestes qui constituent apparemment une perte de temps s'additionnent et vous permettent de retrouver une glycémie normale, alors, on ne peut plus parler d'inefficacité. Voici huit manières d'intensifier vos efforts.

- Marchez avec vos amis plutôt que de les rencontrer au café du coin (ou commandez un café à emporter).

De l'aide, s'il-vous-plaît !

Je sais que l'exercice m'aide, mais je n'arrive pas à me motiver suffisamment pour marcher. Le plus difficile, c'est le premier pas. Parfois, on n'y pense même pas tellement on est occupé. D'autres fois, on se dit qu'on devrait marcher, mais on manque de volonté. Quelques trucs :

- Le soir, mettez vos chaussures de course près de la porte ; le lendemain matin, elles vous rappelleront que la marche constitue pour vous une priorité.

- Ayez en tête une destination, par exemple l'épicerie, le bureau de poste, le kiosque à journaux ou un café. Ainsi, vous n'aurez pas l'impression de perdre votre temps.

- Inscrivez dans votre agenda l'heure prévue pour votre marche. Collez ensuite des pense-bêtes sur votre frigo et vos portes. D'après les résultats d'études, cette technique est efficace.

- Demandez à un(e) ami(e) de vous accompagner. Si ce n'est pas possible, demandez-lui de vous appeler pour savoir si vous avez fait votre marche. Peu de choses motivent autant que la responsabilisation.

- Trouvez un vêtement qui vous allait quand vous pesiez 10 % de moins qu'aujourd'hui ou une photo de vous à l'époque. Mettez-le (ou la) bien en vue sur votre commode afin de vous rappeler votre objectif.

- Marchez quand vous utilisez votre cellulaire (portable). Après tout, c'est un téléphone mobile, non?

- Faites vos courses à pied plutôt qu'en voiture.

- À l'aéroport, marchez en attendant le départ de votre vol, et évitez les tapis roulants.

- Durant les pauses publicitaires, marchez sur place, montez et descendez les escaliers, ou faites le tour de la maison en courant.

- Laissez les autres se battre pour l'espace de stationnement le plus proche. Stationnez-vous plus loin et marchez jusqu'à la porte (du bureau, de l'appartement, etc.)

- Rapportez votre panier au magasin plutôt que de le laisser dans le stationnement.

- Renoncez au service à l'auto. Marchez plutôt jusqu'au restaurant.

ACTION ## Ajoutez la routine action-glucose

La marche est un exercice aérobique qui fait travailler les poumons et le cœur, et accroît l'endurance. C'est un bon début mais, si vous désirez combattre votre diabète, ce n'est pas le seul genre d'exercice que vous devrez faire. La musculation a également sa place car, en se développant, les muscles ont un besoin accru d'énergie. Autrement dit, ils brûlent plus de calories et prélèvent une plus grande quantité de glucose dans le sang. Songez que si vos muscles gardent leur tonus, vous pouvez combattre le diabète même quand vous êtes inactif. Contrairement à ce qu'on pourrait croire, on peut obtenir ces résultats sans trop de difficulté. La routine que nous avons conçue dans ce but (voir page 144 et suivantes) s'effectue en 10 minutes, soit à peu près le temps que durent les messages publicitaires d'une émission d'une demi-heure. Vous pouvez donc la faire en regardant votre émission préférée. Si vous n'avez pas l'habitude de la musculation, ou y êtes peu porté, nos séries de 2 ou 3 minutes vous permettront de l'aborder aisément.

- Ces séries s'inscrivent sans mal dans l'horaire de la journée, aussi chargé soit-il. Par exemple, vous pouvez en effectuer une le matin, une autre le midi et une dernière, l'après-midi. Ou encore, vous pouvez en faire une le lundi,

Protégez vos pieds

La marche est l'un des exercices les plus sécuritaires. Cependant, pour les diabétiques, chez qui les lésions neurologiques et une mauvaise circulation sont choses courantes, elle peut présenter des risques. Prenez les précautions suivantes.

> Examinez vos pieds tous les jours. Si vous souffrez de lésions neurologiques, vous pourriez être insensible aux plaies, coupures, enflures ou infections.

> Pour éviter les crevasses et diminuer le risque d'infection, essuyez bien vos pieds après la douche ou le bain, particulièrement entre les orteils. Appliquez une lotion ou une crème hydratante sur votre peau, sans oublier la plante des pieds. Enfin, pour prévenir les maladies fongiques, saupoudrez du talc ou de la fécule de maïs entre vos orteils.

> Coupez vos ongles au moins une fois par semaine, à la sortie du bain ; rognez en travers de l'ongle et terminez à la lime ou à la lime émeri.

> Portez toujours des chaussettes et des chaussures. Optez pour les chaussettes sans couture ; vous éviterez ainsi les irritations causées par les points de pression et la friction. Quant à vos chaussures, elles devraient être en cuir ; cette matière adopte la forme du pied et lui permet de respirer.

> Pour activer la circulation dans vos pieds, deux ou trois fois par jour, remuez les orteils durant 5 minutes. Ne portez pas de chaussettes en tissu élastique serré, évitez de garder les jambes croisées et relevez les pieds quand vous êtes assis.

une autre le mardi, etc. Ainsi vous prendrez l'habitude de faire un peu d'exercice pratiquement tous les jours. Bien sûr, rien ne vous empêche de compléter la routine en une seule séance.

- Ces exercices ne sont pas assez vigoureux pour vous faire transpirer ; vous pouvez donc les effectuer en tout temps et sans devoir vous changer.

- Comme ils ne demandent que très peu de temps, profitez de toutes les occasions pour en faire, par exemple entre le moment où vous avez enfilé vos vêtements et le déjeuner, ou entre votre retour du travail et le souper.

ROUTINE **ACTION-GLUCOSE**

Cet entraînement comprend des exercices qui font travailler plus d'un groupe de muscles à la fois. Certains exercices (Pomper cent fois) s'inspirent de la méthode Pilates tandis que d'autres (L'avion) s'apparentent au yoga. Ils ne présentent pas de difficulté majeure ; tout le monde peut les effectuer, quel que soit son niveau. Voici quelques conseils qui vous aideront à vous lancer.

RESPECTEZ L'ORDRE DES SÉRIES. Si vous manquez de temps ou d'énergie, faites-en une seule.

● La série **du haut du corps** fait travailler la poitrine, les triceps et les épaules.

Exemple d'un calendrier de marche

Voici à quoi pourrait ressembler votre programme de marche de huit semaines. S'il vous semble trop facile, augmentez-en la durée. Les *jours joker*, remplacez la marche par l'activité physique de votre choix ; par exemple, jouez au ballon avec les enfants ou ratissez les feuilles. Nous vous indiquerons également les

	SEMAINE 1ère FAITES LE PREMIER PAS	SEMAINE 2e CONSOLIDEZ	SEMAINE 3e POUSSEZ À LA ROUE	SEMAINE 4e DÉBUTEZ LA ROUTINE ACTION-GLUCOSE
LUNDI	Marche de 10 min	Marche de 15 min	Marche de 20 min	Marche de 25 min **Série : haut du corps**
MARDI	Marche de 10 min	Marche de 15 min	Marche de 20 min	Marche de 25 min
MERCREDI	Évaluation : marche de 5 ou de 15 min	Évaluation : marche de 10 ou de 20 min	Évaluation : marche de 15 ou de 25 min	Évaluation : marche de 20 ou de 30 min
JEUDI	Marche de 10 min	Marche de 15 min	Marche de 20 min	Marche de 25 min **Série : bas du corps**
VENDREDI	*Jour joker*	*Jour joker*	*Jour joker*	*Jour joker*
SAMEDI	Marche de 10 min	Marche de 15 min	Marche de 20 min	Marche de 25 min **Série : gaine abdominale**
DIMANCHE	*Jour joker*	*Jour joker*	*Jour joker*	*Jour joker*

- La série **du bas du corps** fait travailler les ischio-jambiers et les quadriceps.
- La série **de la gaine abdominale** fait travailler les abdominaux et le bas du dos.

moments où vous pourriez effectuer la routine action-glucose. Bien sûr, libre à vous de modifier ce programme pour répondre à vos besoins. L'important, c'est d'établir votre calendrier à l'avance et de l'afficher là où vous pourrez le voir. Ainsi, il vous sera plus facile de respecter votre programme.

	SEMAINE 5e GARDEZ LE VOLANT	SEMAINE 6e RÉUNISSEZ LES TROIS SÉRIES	SEMAINE 7e DÉJÀ, VOUS PARAISSEZ MIEUX	SEMAINE 8e BEAU TRAVAIL! PERSÉVÉREZ!
LUNDI	Marche de 30 min **Série : haut du corps**	Marche de 35 min **Routine action-glucose**	Marche de 40 min **Routine action-glucose**	Marche de 45 min **Routine action-glucose**
MARDI	Marche de 30 min	Marche de 35 min	Marche de 40 min	Marche de 45 min
MERCREDI	Évaluation : marche de 25 ou de 35 min	Évaluation : marche de 30 ou de 40 min	Évaluation : marche de 35 ou de 45 min	Évaluation : marche de 40 ou de 50 min
JEUDI	Marche de 30 min **Série : bas du corps**	Marche de 35 min **Routine action-glucose**	Marche de 40 min **Routine action-glucose**	Marche de 45 min **Routine action-glucose**
VENDREDI	*Jour joker*	*Jour joker*	*Jour joker*	*Jour joker*
SAMEDI	Marche de 30 min **Série : gaine abdominale**	Marche de 35 min **Routine action-glucose**	Marche de 40 min **Routine action-glucose**	Marche de 45 min **Routine action-glucose**
DIMANCHE	*Jour joker*	*Jour joker*	*Jour joker*	*Jour joker*

PLANIFIEZ VOS SÉANCES. Introduisez les exercices graduelle-ment (par exemple, en n'effectuant qu'une série par jour) mais visez à compléter la routine au moins deux fois par semaine. Le plus simple, c'est de la faire au complet à deux moments différents de la semaine, mais vous pouvez aussi vous en tenir à une série par jour.

ACTION 3 Ajoutez quelques exercices discrets

Quand on est coincé dans la file d'attente à l'épicerie, on peut en profiter pour faire travailler discrètement ses muscles. C'est le but de nos exercices express de 30 secondes (page 152 et suivantes). De plus, ils vous occuperont l'esprit, ce qui n'est pas une mauvaise idée si cela peut vous empêcher d'examiner de trop près le présentoir à friandises qui se trouve, comme par hasard, juste à côté de la caisse.

Les gens n'aiment généralement pas avoir à tuer le temps, mais en ce qui nous concerne, plus il y a d'occasions de le

8 trucs pour brûler des calories mine de rien

1. Prenez l'escalier roulant, mais montez les marches. Vous arriverez plus vite tout en sollicitant vos muscles. Si vous montez durant 5 minutes, vous brûlez 144 calories.

2. Au lieu d'empiler les objets dans l'escalier pour les monter tous ensemble, apportez-les l'un après l'autre.

3. Quand vous attendez votre tour chez le médecin, à la pharmacie ou à l'aéroport, restez debout ; vous brûlerez 36 calories de plus à l'heure que si vous êtes assis.

4. Au lieu d'utiliser un souffleur à feuilles, passez le râteau : vous brûlerez 50 calo-ries de plus à la demi-heure.

5. Lavez plus souvent vos planchers à la brosse. Vous dépenserez plus d'énergie que si vous passez l'aspirateur et vos planchers n'en seront que plus resplendissants.

6. Mâchez de la gomme sans sucre. Selon des chercheurs, l'activité des mâchoires permet de brûler environ 11 calories à l'heure.

7. Lavez votre voiture à la main plutôt que de vous rendre au lave-auto. Vous dépenserez ainsi 280 calories à l'heure.

8. Jouez avec les enfants : basketball, football toucher, chat, corde à sauter, ballon ; tous ces jeux permettent de dépenser de l'énergie tout en donnant l'exemple aux enfants. Vous brûlerez 80 à 137 calories par période de 10 minutes.

quiz
Évaluez votre degré d'activité

Souvent, ce sont les croyances erronées ou le manque de temps qui empêchent les gens d'être actifs. Les questions suivantes vous aideront à contrer tout ce qui pourrait faire obstacle à l'exercice.

1. Cochez les affirmations qui correspondent à votre mode de vie :

❏ Je passe la tondeuse, travaille au jardin ou effectue d'autres travaux exigeants sur mon terrain au moins 1 h par semaine.

❏ Je fais au moins 1 h par semaine de travaux ménagers modérément vigoureux, comme de frotter les planchers ou de laver les vitres.

❏ J'emprunte systématiquement les escaliers plutôt que l'ascenseur.

❏ Au travail, je me lève souvent pour marcher ou bouger.

2. Cochez les affirmations qui correspondent à votre manière d'aborder l'exercice :

❏ Je marche, joue au tennis ou fais du vélo 40 min par semaine.

❏ Je marche de temps à autre.

❏ Le seul exercice que je fais consiste à me lever pour prendre la commande à distance.

3. Le meilleur exercice pour perdre du poids est :

❏ La course

❏ La marche

❏ La natation

❏ Le vélo

4. Parmi ces activités, laquelle, selon vous, permet de brûler le plus de calories ?

❏ Une marche dans le quartier 10 min après le déjeuner et 10 min après le souper.

❏ Cinq allers-retours de la voiture au magasin de 2 min chacun.

❏ Marcher 20 min au centre commercial.

5. Cochez les affirmations qui reflètent vos sentiments ou vos croyances :

❏ L'exercice va me donner faim et je mangerai plus.

❏ Je n'aime pas transpirer.

❏ Je n'ai pas d'énergie pour faire de l'exercice.

❏ Je ne suis tout simplement pas du genre à faire de l'exercice.

6. Quand je suis fatigué, je :

❏ m'affale devant la télé.

❏ avale une confiserie en barre.

❏ fais une marche rapide de 10 min.

7. Pour chaque période de temps donnée, inscrivez une activité non physique que vous faites quotidiennement et que vous pourriez supprimer sans conséquences majeures :

3 min : _____

10 min : _____

20 min : _____

30 min : _____

8. Mes activités physiques préférées :

❏ Lancer le ballon de basket, le frisbee ou la balle.

❏ Promener le chien.

❏ Faire le ménage ou des travaux sur la maison.

❏ Faire des courses.

❏ Autres

_____

Pour évaluer vos réponses, reportez-vous à la page suivante.

quiz
Interprétation de vos résultats

1. Si vous avez coché l'une de ces réponses, bravo ! Vous faites des activités physiques toutes les semaines. Cependant, ne vous reposez pas sur vos lauriers : en fait, pour perdre du poids, il vous faudrait les faire toutes, ou presque. Notre programme vous aidera à accroître votre degré d'activité physique, ce qui est particulièrement important si vous n'avez coché aucune réponse.

2. Si vous avez coché la première réponse, toutes nos félicitations ! Vous êtes sur la voie de la bonne forme physique, ce qui contribuera à accroître votre espérance de vie. Si vous avez coché la seconde réponse, c'est que vous aimez sûrement la marche. Notre programme devrait vous convenir. Si vous avez coché la dernière réponse, lisez bien les conseils donnés dans ce chapitre ; ils vous permettront de vous reprendre en mains.

3. Tout cela vous aidera à perdre du poids, à la condition de ne pas abandonner. Comme les études indiquent que les gens préfèrent généralement la marche aux autres formes d'exercice (et sont donc plus susceptibles de tenir bon), cette activité est au cœur de notre programme.

4. Toutes ces activités permettent de brûler la même quantité de calories. Elles illustrent le fait qu'on peut facilement être plus actif, quelque soit son horaire.

5. Si vous n'avez coché aucune réponse, bravo ! Dans le cas contraire, ne laissez pas des prétextes comme ceux-là vous empêcher de faire de l'exercice. Des chercheurs ont découvert que l'exercice modéré – tel que nous le proposons – ne stimulait pas l'appétit. Sachez aussi que l'exercice n'épuise pas, bien au contraire. Enfin, personne ne vous demande d'être du « genre à faire de l'exercice » ; il vous suffit d'être plus actif.

6. Vous ne gagnerez rien à vous affaler dans un fauteuil. En revanche, une marche rapide de 10 min vous procurera plus d'énergie qu'une friandise en barre ; des chercheurs l'ont prouvé en 1997. L'exercice stimule la production d'une hormone qui, en retour, accroît l'énergie. Vous découvrirez à cette étape une foule de manières d'intégrer de courtes séances d'exercices dans vos activités quotidiennes.

7. Si vous ne disposez que de 3 min, faites l'une des séries de la routine action-glucose. Si vous avez 10 min devant vous, effectuez la routine au complet ou la relaxation de fin de journée. Enfin, si vous avez une petite demi-heure de liberté, vous n'aurez aucun mal à caser notre programme de marche.

8. C'est un fait avéré : on bouge plus quand on s'adonne à une activité qu'on aime. À vous de trouver celle qui vous convient et de la pratiquer le plus souvent possible.

faire, mieux c'est. En effet, tous les petits moments vides de la journée constituent une occasion idéale pour caser quelques exercices. Vous pouvez effectuer certains des exercices express quand vous faites la queue à la banque ou êtes coincé dans un bouchon de circulation. D'autres se font alors que vous vaquez à vos activités quotidiennes, par exemple, quand vous brossez vos dents ou faites chauffer de l'eau pour le thé.

ACTION 4 Pratiquez la relaxation de fin de journée

L'exercice est bien la dernière chose dont on ait envie à la fin de la journée. Cela tombe bien parce que notre routine se caractérise plutôt par des étirements et des exercices de relaxation apparentés au yoga. En fait, vous pouvez les faire le matin comme le soir. Le yoga est réputé soulager le stress, favoriser la santé et assouplir les muscles, élément souvent négligé, mais essentiel pour accroître la mobilité, soulager la raideur et procurer un sentiment de bien-être. Cette routine (page 162 et suivantes) pourrait même contribuer à prévenir la hausse de la glycémie, surtout le matin, moment où, chez les diabétiques, elle est généralement élevée. C'est parce qu'il fait baisser le taux des hormones du stress que le yoga exerce cet effet positif. (Il en sera question à l'étape 6.)

L'apprentissage des techniques du yoga n'exige pas qu'on suive les enseignements d'un gourou ou un cours. Les postures et mouvements de notre routine de relaxation sont simples. Faites-les dans l'ordre donné, chacun menant naturellement au suivant. Quand vous les aurez bien maîtrisés, effectuez-les en continu en vous laissant porter par la routine jusqu'au dernier mouvement. Elle ne devrait vous prendre que 10 minutes, mais ne précipitez pas la fin. Votre but n'est pas de battre un record, mais de vous permettre de faire table rase des tensions de la journée. Votre respiration devrait être régulière et coordonnée à vos mouvements (vous aurez des indications à cet effet). Plus vos mouvements seront automatiques, plus il vous sera facile de vous libérer l'esprit, élément important de la détente. Vous pourriez découvrir en cours de route que vous manquez de souplesse. Ne perdez pas courage : plus vous pratiquerez ces exercices, plus vous serez leste.

La routine action-glucose ne demande que 10 minutes. Vous n'avez donc aucune raison de l'omettre. Pour vous faciliter la tâche, faites la série du haut du corps un jour, la série du bas du corps, le lendemain, et la série de la gaine abdominale, le surlendemain. Elles ne vous prendront que 3 minutes chacune.

▶ Haut du corps

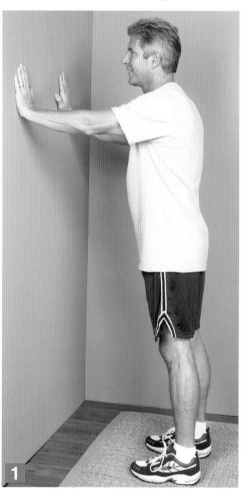 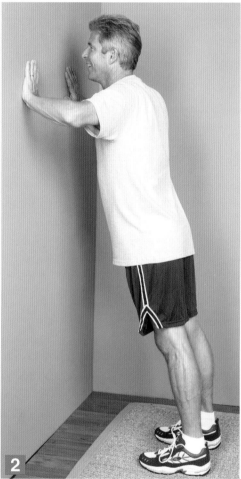

Pompes debout

Tenez-vous debout à environ une longueur du bras d'un mur, les pieds en droite ligne avec les hanches. Inclinez-vous vers l'avant et mettez vos paumes contre le mur, coudes légèrement fléchis. **1**

Inspirez en fléchissant lentement les coudes et en rapprochant le torse du mur. **2** Expirez en reprenant lentement la position de départ. Faites l'exercice 15 fois.

▶**BIENFAIT** Tonifie en un seul mouvement les muscles du torse et les triceps.

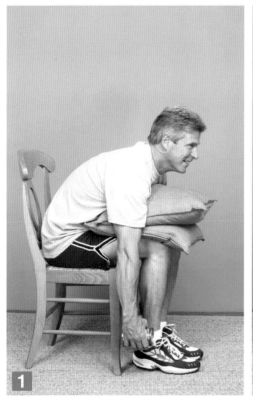
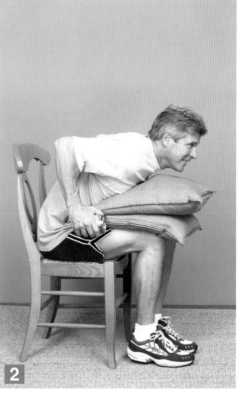

Flexion des bras en position inclinée

Asseyez-vous sur une chaise à dossier ferme, un gros coussin posé sur les cuisses. Prenez une boîte de soupe ou une haltère légère dans chaque main et inclinez-vous vers l'avant en gardant le dos aussi droit que possible. Laissez pendre vos mains. **1**

Expirez et levez les coudes vers le plafond en les gardant près du corps. **2** Tenez la position une seconde puis inspirez en reprenant la position de départ. Faites l'exercice 10 fois.

▶**BIENFAIT** Sollicite les muscles du milieu et du haut du dos, et à un moindre degré, les biceps.

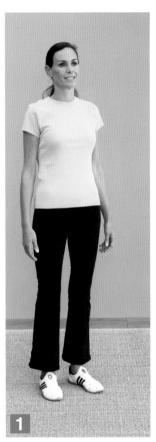
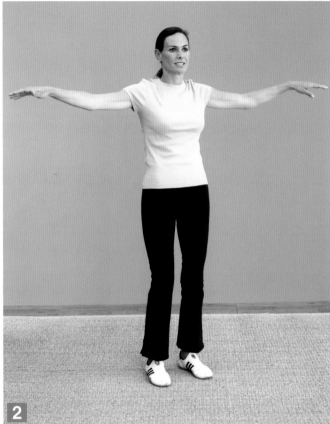

L'avion

Tenez-vous debout, pieds espacés de la largeur de vos hanches. **1**
(Au besoin, effectuez l'exercice en position assise.)

Expirez en levant les bras latéralement à hauteur d'épaules, paumes
tournées vers le bas, doigts déliés et détendus. **2** Ne bloquez pas les
coudes. Tenez la position 60 secondes en respirant normalement, puis
baissez les bras. Faites l'exercice 1 fois.

▶**BIENFAIT** Sollicite les trois groupes de muscles de l'épaule, ce qui favorise une
bonne posture du haut du corps. Pour accroître l'intensité, tenez une petite boîte de
soupe dans chaque main.

▶Bas du corps

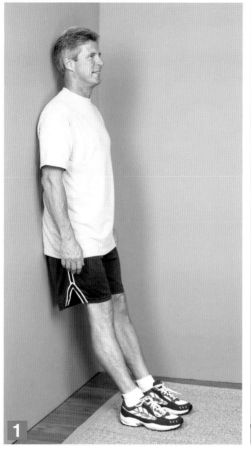 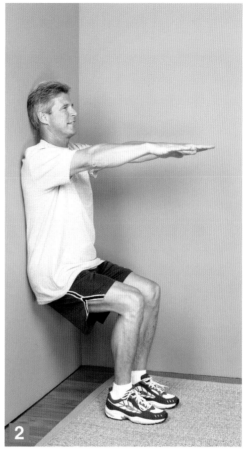

Accroupissement contre le mur, lever des bras

Tenez-vous debout, le dos appuyé fermement contre un mur (des épaules au coccyx). En restant en contact avec le mur, avancez les pieds d'environ 30 cm. **1**

Inspirez et glissez le dos le long du mur jusqu'à ce que vos genoux forment un angle de 90 degrés (ou tant que la position reste confortable) tout en levant les bras devant vous à hauteur des épaules. **2** Tenez la position tant qu'elle reste confortable. Quand vous commencez à sentir de la chaleur dans les jambes, inspirez et redressez-vous, sans décoller le dos du mur, en même temps que vous baissez les bras. Faites l'exercice 4 fois.

▶**BIENFAIT** Renforce les épaules et fait travailler les gros muscles des hanches et des fesses, ce qui facilite la marche. Pour accroître l'intensité, tenez une petite boîte de soupe dans chaque main.

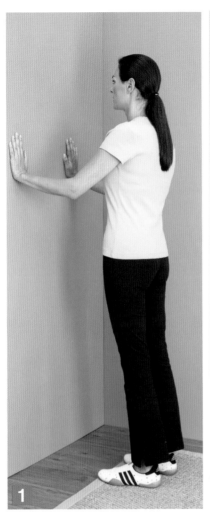
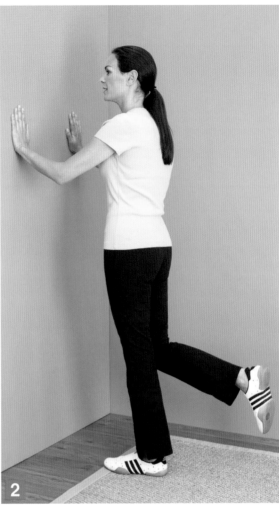

Lever arrière de jambe

Tenez-vous debout à 30 cm d'un mur, pieds espacés de la largeur de vos hanches. Mettez les mains contre le mur sans pencher le torse. **1**

En expirant, ramenez la jambe droite vers les fesses ; interrompez le mouvement quand votre genou forme un angle de 90 degrés. **2** Tenez la position 10 secondes. Faites l'exercice 5 fois avec chacune des jambes.

▶**BIENFAIT** Sollicite les ischio-jambiers (muscles postérieurs de la cuisse). Pour accroître l'intensité, mettez deux boîtes de soupe dans des chaussettes, nouez-les ensemble et posez-les à cheval sur votre cheville quand vous levez la jambe.

▶ Gaine abdominale

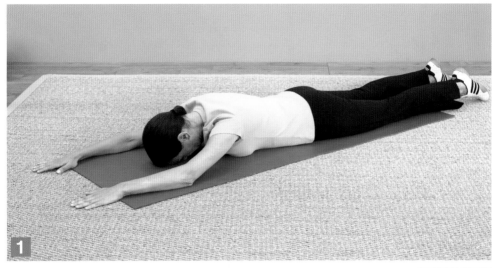

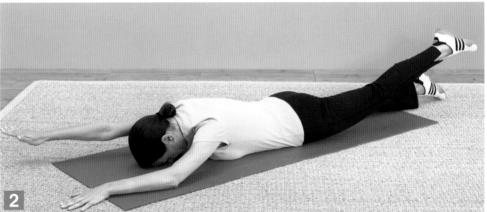

Nage à sec

Allongez-vous sur un tapis, face contre le sol, bras et jambes étendus, comme si vous étiez Superman en vol. **1**

En gardant le cou détendu (ne levez pas la tête), contractez les abdominaux puis levez le bras droit et la jambe gauche. Tenez la position 1 seconde. **2** Descendez lentement les deux membres et répétez de l'autre côté. Faites l'exercice durant 30 secondes.

▶**BIENFAIT** Renforce le bas du dos et soutient les muscles qui longent le bas de la colonne, ce qui permet d'améliorer la posture et de prévenir les douleurs lombaires.

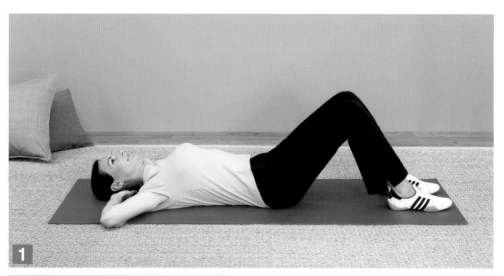

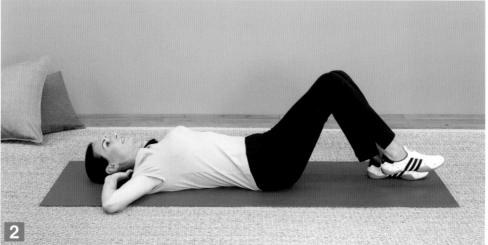

Lever du bébé

Allongez-vous sur le dos, genoux fléchis, pieds à plat sur le sol, mains derrière la tête, coudes tournés vers l'extérieur. **1**

Inspirez et contractez les abdominaux de sorte que vos lombaires soient en contact avec le sol, puis décollez le pied droit d'environ 3 cm. **2** Tenez la position en comptant jusqu'à 4, puis expirez et ramenez le pied au sol en comptant jusqu'à 4. Répétez l'exercice avec le pied gauche.

▶**BIENFAIT** Comme pour l'accroupissement, cet exercice fait travailler les abdominaux mais de manière moins intense. Il n'exige pas non plus que vous redressiez la tête, ce qui pourrait fatiguer votre cou.

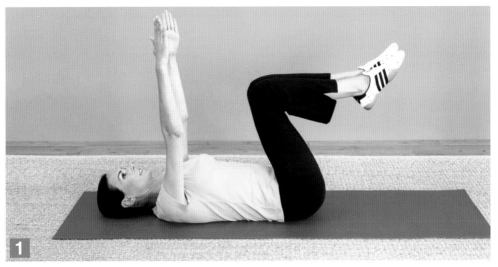

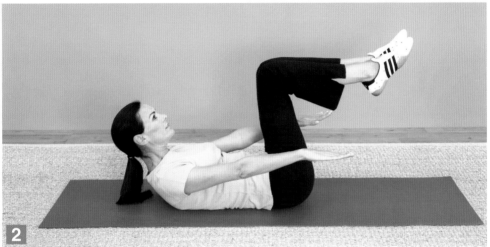

Pomper 100 fois

Allongez-vous sur le dos, jambes réunies et genoux fléchis à un angle de 90 degrés. Inspirez et levez les bras vers le plafond sans décoller les épaules du sol. **1**

En expirant, décollez les épaules du sol. En même temps, baissez les bras sur les côtés et tenez-les à hauteur des hanches. **2**

Contractez les abdominaux et levez et baissez alternativement les bras (comme si vous utilisiez une pompe à vélo) jusqu'au compte de 100.

▶**BIENFAIT** Renforce les muscles de la gaine abdominale : abdominaux, muscles du bas du dos et muscles reliés à la colonne.

Vous pouvez effectuer ces exercices pendant que vous brossez vos dents, êtes assis dans la voiture ou à votre bureau, faites la queue ou attendez que l'eau bout. Ils rehausseront les effets de votre routine.

▶ À l'évier

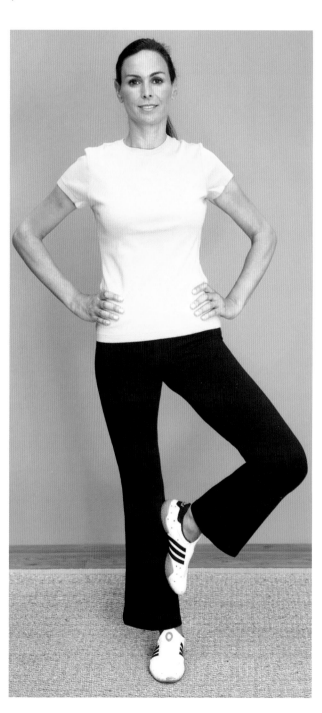

Posture de l'arbre

Tenez-vous droit, jambes réunies. Levez lentement le genou gauche sur le côté et posez le pied contre la face interne de votre mollet droit. Tenez-vous en équilibre en comptant jusqu'à 15, en évitant de bloquer le genou droit. Rentrez le ventre et gardez le dos droit et le menton redressé. Répétez l'exercice de l'autre côté.

▶**BIENFAIT** Renforce le bas du corps et les muscles de soutien des lombaires et de l'abdomen.

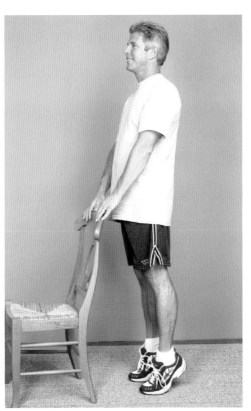

Extension du mollet

Tenez-vous debout, pieds en droite ligne avec les hanches, bras sur les côtés ou, si vous manquez d'équilibre, mains contre l'évier. Mettez-vous lentement sur la pointe des pieds et tenez la position 30 secondes avant de redescendre lentement. Faites l'exercice 3 fois.

▶**BIENFAIT** Renforce les mollets et les muscles du tibia, ce qui améliore l'agilité et l'équilibre ; facilite le mouvement de propulsion du pied durant la marche.

▶ Dans la voiture

Presse des mains sur le volant

Quand la voiture est à l'arrêt, mettez les mains sous le volant, paumes tournées vers le haut. Inspirez puis expirez en poussant vigoureusement le volant vers le haut avec les paumes. Tenez la position jusqu'à ce que le feu tourne au vert.

▶**BIENFAIT** Sollicite les biceps, principaux muscles porteurs des bras.

Contraction des abdos

Quand la voiture est à l'arrêt, inspirez profondément par la bouche en abaissant votre diaphragme de manière à sortir le ventre. En expirant, contractez les abdominaux de sorte que votre dos se plaque contre le dossier. (Imaginez qu'on tire sur un crochet fixé sur votre colonne). Tenez la position 60 secondes ou moins, en respirant normalement.

▶**BIENFAIT** Permet d'améliorer la posture et tonifie l'abdomen, ce qui soutient le dos et affine la silhouette.

▶Dans une file d'attente

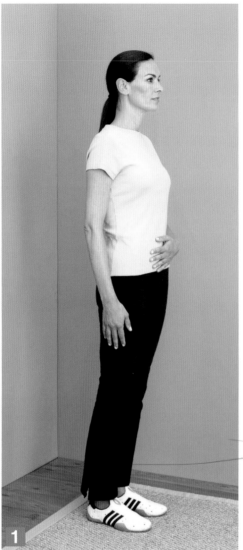 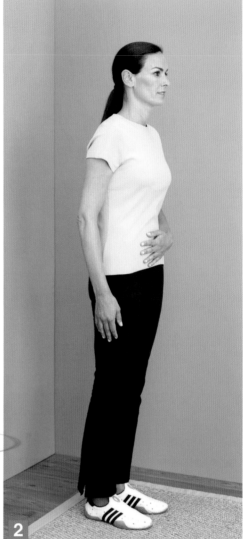

Contraction des abdos, debout

Tenez-vous debout, pieds espacés de la largeur de vos hanches. **1** En gardant le cou, les épaules et les bras détendus, rentrez le ventre et contractez les abdos. (Imaginez qu'on serre une ceinture autour de votre taille.) **2** Tenez la position 60 secondes, en respirant normalement. Faites l'exercice 3 fois.

▶**BIENFAIT** L'exécution de cet exercice en position debout permet de renforcer les muscles porteurs du dos, qui seront ainsi mieux protégés contre la tension causée par l'excès de poids au niveau de l'abdomen.

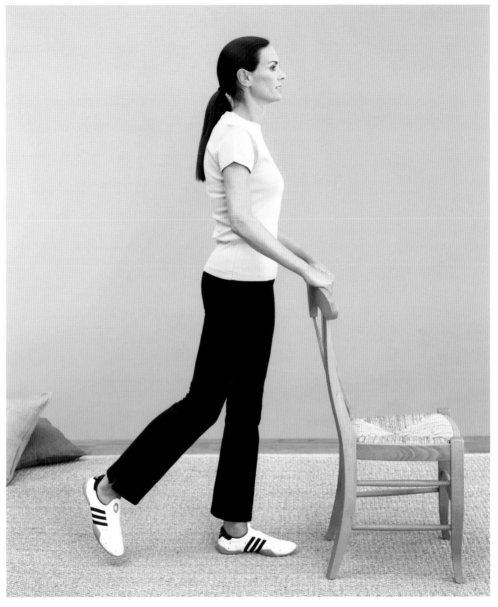

Fessiers

Tenez-vous debout, pieds espacés de la largeur de vos hanches, bras le long du corps et épaules détendues. Contractez les fessiers autant que vous le pouvez, rentrez le ventre et portez la jambe droite vers l'arrière, de sorte que le pied soit décollé du sol de 5 cm. Tenez la position 10 secondes puis faites la même chose avec l'autre jambe. Faites l'exercice au moins 3 fois pour chacune des jambes.

▶**BIENFAIT** Renforce les fessiers, puissants muscles sollicités par la plupart des mouvements du corps.

▶À votre bureau

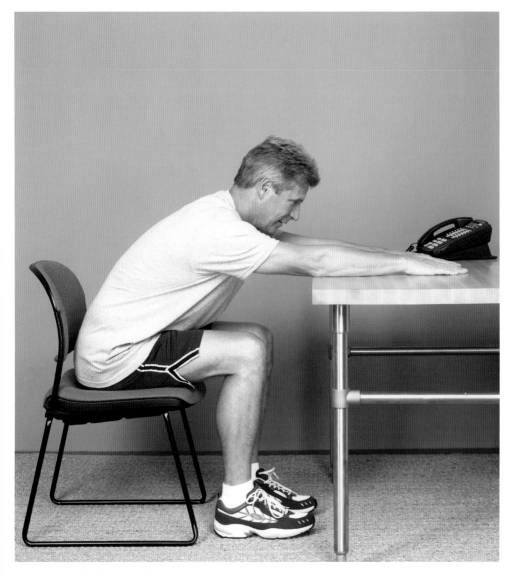

Presse à bras, buste incliné

Asseyez-vous à votre bureau, de préférence sur une chaise sans roulettes éloignée de 60 à 90 cm. Gardez les pieds à plat sur le sol. Inspirez et inclinez-vous vers l'avant en plaquant les bras sur le bureau, paumes tournées vers le bas et doigts écartés. Expirez et appuyez vigoureusement sur le meuble avec les mains et les avant-bras. Tenez la position 30 secondes. Faites l'exercice 4 fois.

▶**BIENFAIT** Renforce le bas du corps et les muscles des lombaires et de l'abdomen.

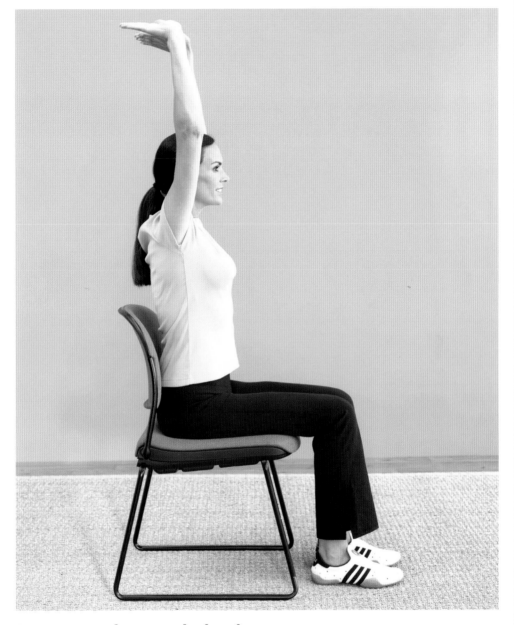

Presse au-dessus de la tête

Asseyez-vous, dos plaqué contre le dossier de la chaise et pieds à plat sur le sol. Tendez les bras au-dessus de la tête, paumes tournées vers le plafond et coudes tournés vers l'extérieur. Inspirez et tendez les paumes vers le plafond comme si vous cherchiez à le soulever. Tenez la position 30 secondes, en respirant normalement. Répétez.

▸**BIENFAIT** La position des paumes a pour effet de solliciter et de renforcer les muscles des épaules.

Tonifier les cuisses

Asseyez-vous, le dos droit. Rentrez le ventre, serrez les poings et mettez-les entre vos genoux. Serrez les cuisses sur vos poings et tenez la position 30 secondes. Répétez.

▶**BIENFAIT** Renforce et raffermit les muscles internes des cuisses, souvent difficiles à solliciter.

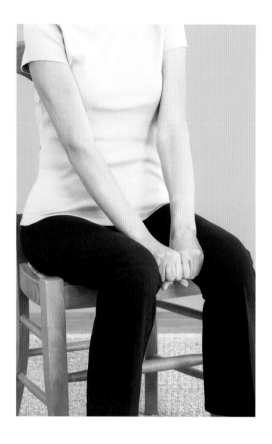

Serrer les mains

Asseyez-vous, le dos droit, et serrez les mains fermement pendant 5 secondes, puis relâchez-les. Faites l'exercice 4 fois. Vous pouvez l'effectuer quand vous arrêtez au feu rouge ou en regardant la télé.

▶**BIENFAIT** Cet exercice passe-partout renforce la poitrine et les bras.

▶ Dans la cuisine

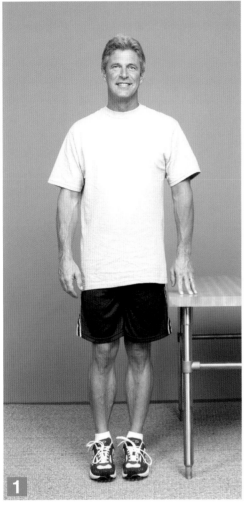 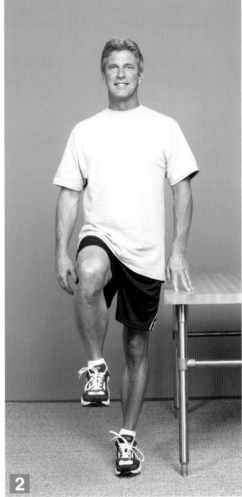

Lever du genou

Tandis que l'eau bout, tenez-vous debout de côté, près du comptoir. Pour assurer votre équilibre, posez la main gauche sur le comptoir. **1**

Reportez votre poids sur la jambe gauche et levez le genou droit à hauteur des hanches. **2** Tenez la position 5 secondes, descendez le pied et répétez avec l'autre pied. Faites l'exercice 5 fois pour chacune des jambes.

▶**BIENFAIT** Tonifie les cuisses, les ischio-jambiers et les extenseurs des hanches. Le travail des muscles des jambes permet un meilleur soutien du genou, qui absorbe alors mieux les chocs durant la marche.

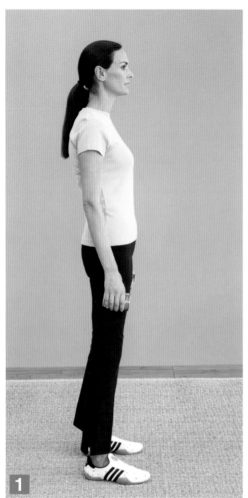

1

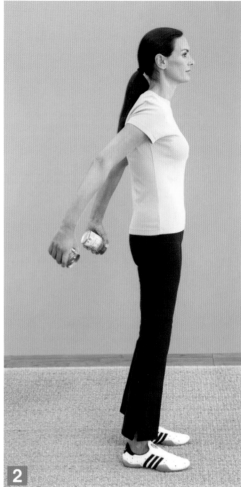

2

Propulsion des triceps

Tenez-vous debout, pieds espacés de la largeur de vos hanches, dos droit et genoux relâchés. Prenez une petite boîte de soupe (pas plus de 284 ml) dans chaque main et laissez vos bras reposer le long du corps. **1**

En gardant les coudes et les poignets en ligne droite, expirez et tendez les bras vers l'arrière aussi loin que vous le pouvez sans forcer. **2** Tenez la position 5 secondes. Inspirez et reprenez la position de départ. Faites l'exercice 5 fois.

▸**BIENFAIT** Sollicite les triceps, qui sont importants pour pousser, par exemple un panier d'épicerie, et pour lever des poids, par exemple les sacs d'épicerie que vous devez sortir de la voiture. Raffermit les bras.

Flexion des biceps

Tenez-vous debout, pieds espacés de la largeur de vos épaules. Les bras le long du corps, tenez une boîte de soupe dans chaque main en tournant les paumes vers l'avant. **1**

En expirant, ramenez les avant-bras contre la poitrine, en serrant les coudes contre le corps. **2** Contractez les abdominaux, en évitant de creuser les reins. Tenez la position 1 seconde. Expirez et reprenez la position de départ. Faites l'exercice 5 fois.

▶**BIENFAIT** Sollicite les biceps, qui sont importants pour tirer, par exemple pour désherber, et pour lever des poids, par exemple les sacs d'épicerie ou un petit enfant.

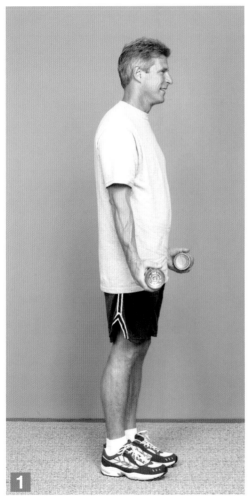

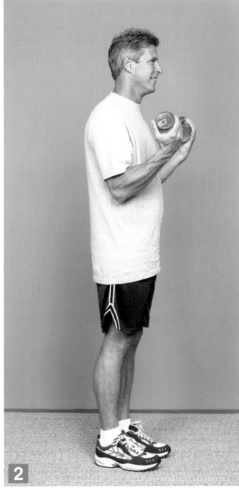

Cette routine inspirée du yoga permet de dénouer les tensions et fait circuler le sang dans l'organisme. On peut aussi l'effectuer le matin. Faites-la d'un bout à l'autre, sans ménager de pauses entre les mouvements. Plus vous la pratiquerez, plus vous y gagnerez en souplesse.

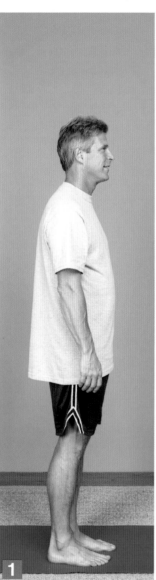 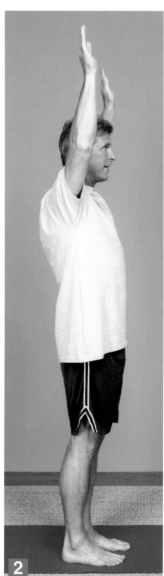 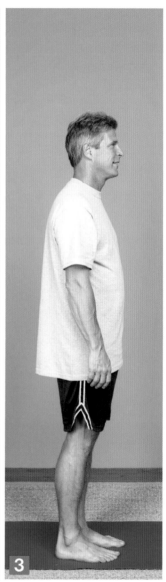

Posture de la montagne

Tenez-vous debout, pieds espacés de la largeur de vos hanches. **1**

Inspirez et levez lentement les bras latéralement pour les porter au-dessus de votre tête, paumes tournées vers l'avant. **2**

Expirez en descendant lentement les bras. **3** Répétez.

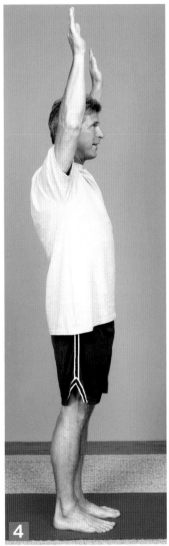
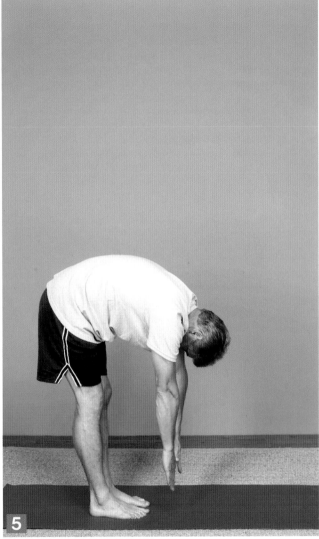

Flexion avant

Inspirez et prenez la posture de la montagne, bras au-dessus de la tête, paumes tournées vers l'avant. **4**

Expirez et fléchissez le tronc vers l'avant, en gardant les coudes et les genoux légèrement fléchis. **5** Essayez de toucher le sol du bout des doigts ou, à défaut, vos chevilles ou le bas de vos jambes. Redressez-vous en déroulant le torse et reprenez la position de départ. Répétez.

▶ **MISE EN GARDE** Si vous souffrez de mal de dos, essayez de toucher du bout des doigts un petit banc ou une pile de livres de 30 cm de haut, placés à vos pieds.

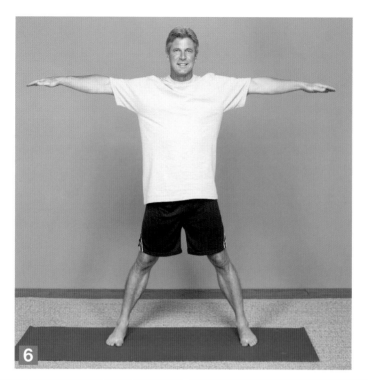

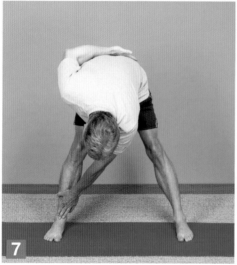

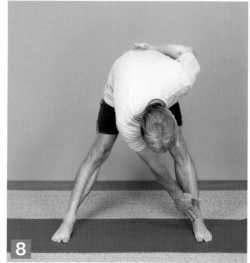

Posture du triangle

Tenez-vous debout, pieds écartés de 60 à 90 cm (c.-à-d. d'une largeur supérieure à celle de vos hanches), orteils pointant droit devant.

Inspirez et levez les bras latéralement à hauteur d'épaules, paumes tournées vers le bas de sorte que le haut de votre corps forme un T. **6**

En expirant, fléchissez le torse vers l'avant, posez la main droite sur vos lombaires et, essayez d'atteindre votre cheville, votre pied ou votre mollet droit (selon vos capacités) avec la main gauche. **7** Reprenez la position en T puis faites la même chose de l'autre côté. **8** Faites l'exercice trois fois.

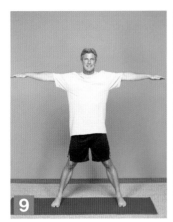

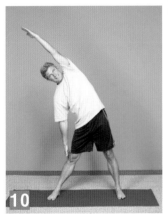

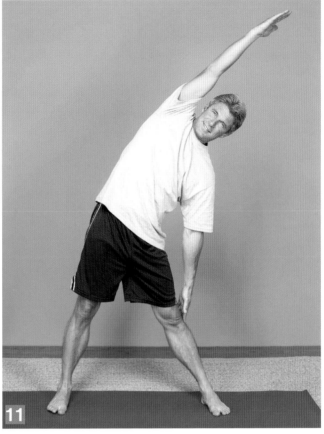

Étirement latéral debout

Tenez-vous debout, les pieds écartés de 60 à 90 cm (c.-à-d. d'une largeur supérieure à celle de vos hanches) et levez les bras latéralement de sorte que votre corps forme un T.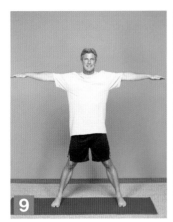

En expirant, fléchissez le torse vers la droite et, avec la main droite, sai-sissez votre jambe juste sous le genou tout en rapprochant légèrement le bras gauche de l'oreille.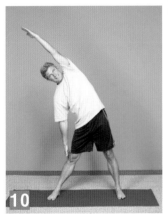

En inspirant, reprenez la position de départ et répétez de l'autre côté. 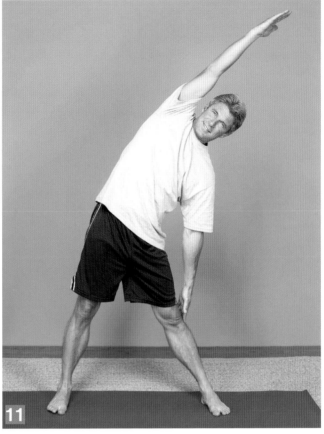 Faites l'exercice 3 fois.

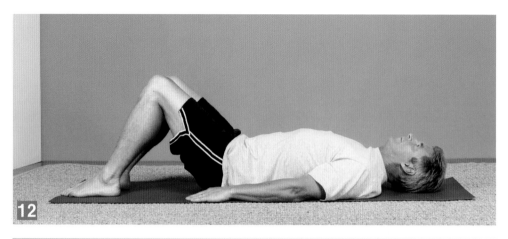

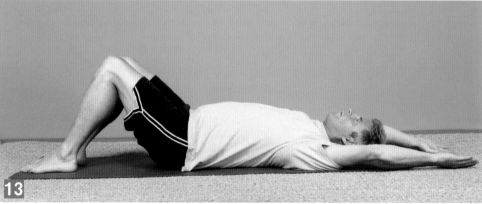

Touché arrière

Allongez-vous sur le dos, genoux fléchis et espacés de la largeur de vos hanches, bras le long du corps, paumes contre le sol. **12** (Remarque : sur l'illustration, les genoux sont réunis et non espacés de la largeur des hanches.)

En inspirant, tendez les bras derrière la tête comme si vous étiez un arbitre de football signalant un touché. **13** En laissant votre dos s'arquer légèrement, touchez le sol derrière votre tête avec les mains ou, si c'est plus confortable, portez les mains près de vos oreilles, coudes fléchis.

En expirant, ramenez les bras le long du corps et plaquez délicatement le dos contre le sol. Faites l'exercice 3 fois.

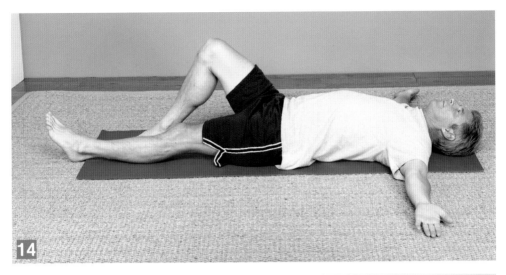

14

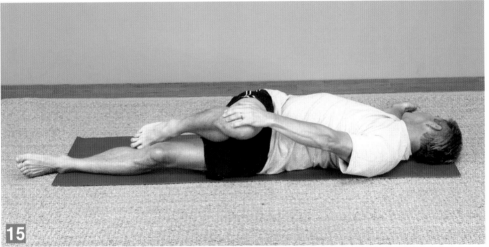

15

Torsion sur le dos

Allongez-vous sur le dos et fléchissez le genou droit de sorte que votre pied soit à plat sur le sol près de votre genou gauche. **14**

En expirant, tournez la tête vers la droite et, en vous aidant de la main gauche, ramenez délicatement votre genou droit vers le sol du côté gauche. **15**

En inspirant, reprenez la position de départ. Répétez de l'autre côté. Faites l'exercice 3 fois.

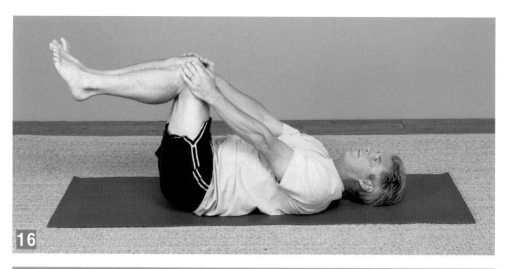

16

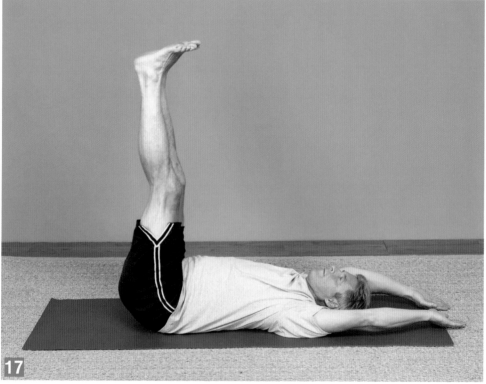

17

Lever des jambes à la verticale

Allongez-vous sur le dos et, en vous aidant des mains, ramenez les genoux vers votre poitrine en les tenant légèrement écartés. 16

En inspirant, tendez les jambes à la verticale de sorte que la plante de vos pieds soit tournée vers le plafond. En même temps, tendez les bras derrière la tête dans la position du touché, en gardant le menton rentré. (Au besoin, mettez un petit coussin sous votre tête.) 17

En expirant, reprenez la position de départ. Faites l'exercice 3 fois.

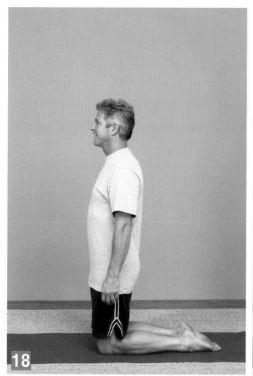 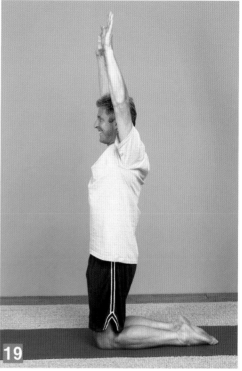

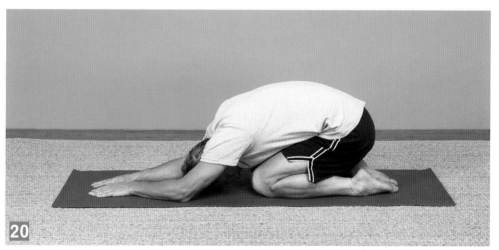

Posture de détente

Agenouillez-vous sur un tapis, genoux légèrement écartés, bras le long du corps. 18

En inspirant, tendez les bras au-dessus de la tête. (Si la position est inconfortable, levez-les bras devant vous à un angle de 45 degrés.) 19

En expirant, fléchissez le torse vers l'avant et plaquez les bras sur le sol en ramenant les fesses contre les talons. 20 Tenez la position 30 à 60 secondes. Faites l'exercice 1 fois.

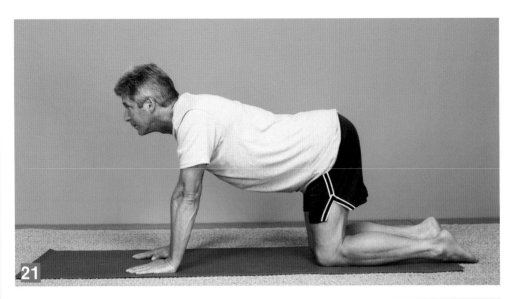

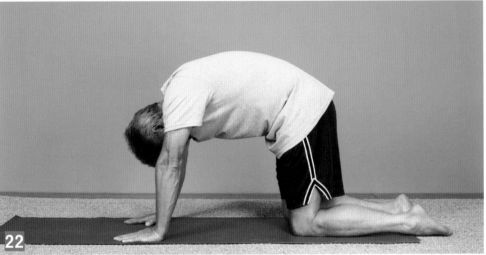

Posture du chat

À partir de la posture de détente, mettez-vous à quatre pattes. En inspirant et en répartissant également votre poids entre les bras et les jambes, levez le menton et arquez légèrement le dos. **21**

En expirant, redressez le dos, baissez la tête et basculez les hanches pour arrondir votre dos, en progressant du bas vers le haut. **22** À la fin du mouvement, votre tête devrait être légèrement plus basse que vos hanches. Faites l'exercice 3 fois.

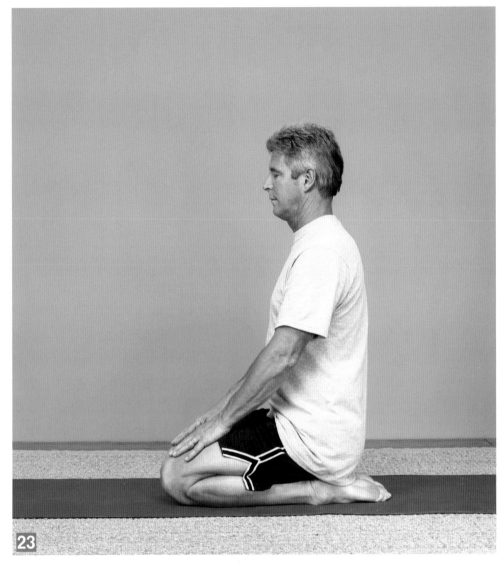

23

Pause, assis sur les talons

À partir de la posture du chat, descendez les hanches de manière à vous asseoir sur les talons. En gardant le dos droit, posez les mains sur les cuisses. **23** Fermez les yeux et respirez lentement en tenant la posture 1 minute.

Si la posture est inconfortable, glissez un coussin entre vos pieds et vos fesses.

ÉTAPE 6

maîtriser vos humeurs

Le calme, la détente, c'est ce que vous devez viser à cette étape. Ce qui ne veut pas dire que vous relâcherez vos efforts. Au contraire, en contrant le stress, les tensions et les irritants du quotidien, vous pourriez mieux contrôler votre glycémie et stocker moins de graisse abdominale. La baisse de vos taux d'hormones dites du stress pourrait même avoir un effet coupe-faim.

Les exercices de relaxation font partie intrinsèque du programme 10%. Comptez y consacrer 20 minutes par jour.

Dans ce chapitre, nous vous proposerons diverses méthodes pour faire bon usage de ces 20 minutes, notamment des exercices de respiration profonde et de visualisation. En outre, n'hésitez pas à vous faire masser à l'occasion, ce qui pourrait faire baisser votre glycémie. Enfin, pour la même raison, veillez à dormir suffisamment. Tout cela vous aidera à atteindre vos objectifs et à vous concentrer sur votre santé.

Pourquoi se détendre ?

Une bonne alimentation et l'exercice régulier constituent les piliers de tout programme de prise en charge du diabète ou de perte de poids. À cela, le programme 10% ajoute un troisième élément qui pourrait s'avérer tout aussi important : un bon contrôle du stress.

Les chercheurs commencent à peine à comprendre l'importance du stress dans la prise en charge du diabète. Les résultats d'une étude menée à l'université Duke de Durham (Caroline du Nord) indiquent que quand les sujets pratiquaient des techniques simples de relaxation comme celles que nous vous présentons ici, leur taux d'HbA1c (taux de glucose moyen mesuré sur une période de quelques mois) baissait sensiblement. En fait, chez le tiers d'entre eux, il avait baissé de 1% ou plus au bout d'un an, un effet équivalent à celui que produisent les médicaments antidiabétiques. De plus, ces résultats étaient supérieurs à ceux obtenus en suivant un régime et en faisant de l'exercice.

Mesurez l'effet du stress sur votre glycémie

Selon des d'études, les effets du stress sur la glycémie varient d'un sujet à l'autre. Pour savoir comment la vôtre fluctue quand vous êtes tendu, chaque fois que vous mesurez votre glycémie, évaluez votre degré de stress sur une échelle de 1 à 10, le chiffre 1 correspondant, disons, à une journée sur la plage, le 10 à la pire journée de votre existence. Notez ce chiffre à côté de votre mesure glycémique. Au bout de deux semaines, comparez et compilez vos données (sur un tableau, par exemple).

LES HORMONES DU STRESS ÉLÈVENT LA GLYCÉMIE. Quand on est tendu, l'organisme produit ces hormones, notamment du cortisol, afin de mieux faire face au danger (réponse « attaque ou fuite »). Elles accélèrent le rythme cardiaque et respiratoire, et libèrent du glucose dans le sang afin que les muscles en disposent rapidement. D'où l'élévation de la glycémie qui en résulte.

LE STRESS CONTRIBUE À L'INSULINORÉSISTANCE. À cela s'ajoute le fait que les hormones du stress ralentissent la sécrétion par le pancréas de l'insuline nécessaire à l'évacuation du glucose sanguin. Certaines pourraient aussi contribuer à l'insulinorésistance, un triple coup dur pour l'organisme.

LE STRESS ENTRAÎNE UN GAIN DE POIDS. En effet, le cortisol est réputé accroître l'appétit, sans compter qu'il favorise le stockage de la graisse abdominale. Bref, le stress contribue à arrondir la taille et, en conséquence, augmente le risque de crise cardiaque.

À l'usage, nos exercices de relaxation contribueront à faire baisser vos taux d'hormones du stress et à renverser la situation. Ils vous aideront également à respecter vos objectifs de bien manger et de faire de l'exercice. Songez que, quand vous êtes tendu, vous êtes probablement porté à engloutir n'importe quel produit gras et calorique qui vous tombe sous la dent. Et l'idée de faire une longue marche ne vous vient sûrement pas à l'esprit, préoccupé que vous êtes par les délais à respecter, les problèmes familiaux ou votre dernière dispute avec votre conjoint. Grâce à la relaxation, vous pourrez prendre du recul ; vos véritables priorités, y compris celle de prendre soin de vous, referont naturellement surface.

De plus, un bon contrôle du stress permet de mieux faire face aux problèmes émotionnels qui sont associés aux fluctuations de la glycémie, notamment la dépression et la colère. (L'exercice aussi d'ailleurs, d'où l'importance de l'étape 5.)

Comme le stress touche autant le corps que l'esprit, les techniques que nous proposons s'attaquent à ces deux fronts. Un progrès dans l'un se traduit automatiquement par des gains dans l'autre. Par conséquent, si vous pratiquez deux ou trois de ces techniques, vous obtiendrez des résultats tangibles.

apprendre à bien respirer

ACTION La respiration nous semble naturelle et pourtant, à l'âge adulte, nous ne respirons pas avec la même aisance instinctive que quand nous étions bébés. C'est que la tension provoque un raidissement du corps, qui a pour effet de resserrer les poumons et de gêner l'arrivée d'air. On respire alors de manière superficielle et rapide. Comme le manque d'oxygène accroît le degré de stress, le rythme cardiaque s'accélère et la pression artérielle s'élève, de même que le taux des hormones du stress. En retour, ces dernières font grimper la glycémie.

Cela peut paraître étonnant, mais il suffit de respirer plus lentement, plus profondément et de manière plus régulière pour faire baisser son niveau de stress et, par là, sa glycémie. En fait, il n'y a pas meilleure méthode pour se libérer instantanément des tensions. Pour y parvenir, il importe de dilater ses poumons en les remplissant de bas en haut. Vous devez respirer par le ventre et distendre votre diaphragme, muscle situé à la base des poumons et qui sépare la poitrine de la cavité abdominale. Au début, vous pourriez avoir le sentiment que cette manière de respirer n'est pas naturelle et, pour y parvenir, vous devrez peut-être tonifier votre diaphragme. C'est justement le but des exercices qui suivent. Ainsi, votre corps réapprendra à respirer comme il a été conçu pour le faire.

SOUPIR INTENTIONNEL

Si vous vous surprenez à bailler ou à soupirer, c'est probable-ment que vous êtes sous l'effet du stress et que votre corps

Tonifiez les muscles de votre poitrine

Si vous avez l'habitude de prendre de courtes respirations superficielles, les muscles de votre poitrine et votre diaphragme manquent probablement de tonus. Les quelques trucs suivants vous aideront à les tonifier.

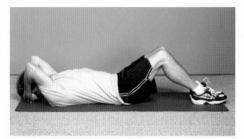 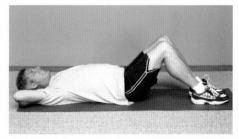

Pour augmenter votre capacité pulmonaire : allongez-vous sur le sol, genoux fléchis, les pieds à plat. Mettez les mains derrière la tête et rapprochez les coudes de sorte qu'ils se touchent presque. En inspirant, laissez tomber les coudes sur le côté ; vos bras devraient être à plat sur le sol quand vos poumons sont pleins d'air. En expi-rant, relevez les coudes.

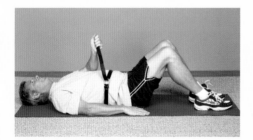 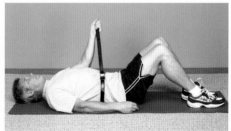

Pour tonifier votre diaphragme, présentez-lui une certaine résistance. Mettez une ceinture autour de votre abdomen, puis allongez-vous sur le sol, genoux fléchis, les pieds à plat. En expirant, tirez sur la ceinture pour augmenter la pression sur votre abdomen. En inspirant, relâchez la pression tout en gardant la ceinture assez serrée pour que votre diaphragme bute contre elle et que vos poumons s'emplissent d'air. Ou encore, appuyez sur votre abdomen avec les mains.

vous signale de respirer plus profondément. Le soupir intentionnel vous aidera à tirer parti de ce mécanisme afin de dissoudre vos tensions et faire le plein d'oxygène.

1. En position assise ou debout, les mains sur les côtés ou reposant sur vos genoux, soufflez pour vider vos poumons comme si vous poussiez un soupir de soulagement à l'issue d'un événement stressant.

2. Sans porter une attention particulière à votre inspiration, prenez une autre respiration et soufflez pour vider vos poumons.

3. Répétez l'exercice 10 fois. À la fin, vous n'aurez plus l'impression de soupirer mais plutôt de respirer profondément.

RESPIRATION ABDOMINALE

La respiration profonde constitue une autre manière de s'assurer qu'on respire correctement, c'est-à-dire par le ventre. Elle a pour effet de détendre indirectement les muscles contractés en signalant au cerveau qu'on vient d'entrer dans un état de repos et de paix. Faites cet exercice tous les jours ou chaque fois que le stress vous semble prendre le dessus.

1. Allez dans un endroit tranquille et asseyez-vous confortablement, le dos appuyé contre le dossier du siège. Posez une main sur la poitrine et l'autre, sur le ventre, puis respirez normalement. Prêtez attention au mouvement de vos mains : si celle qui est sur votre poitrine avance plus que l'autre, c'est que le bas de vos poumons ne se remplit pas suffisamment.

2. Inspirez lentement par le nez. Vous ne devriez pas entendre votre respiration. Dans le cas contraire, c'est que votre inspiration est trop brève. Remplissez d'abord le bas de vos poumons en gonflant le ventre ; votre main percevra le mouvement. Continuez d'inspirer pour remplir le haut de vos poumons ; la main posée sur votre poitrine devrait se soulever légèrement.

3. Retenez votre souffle un moment et pensez au mot « détente ».

4. Expirez lentement. Continuez à inspirer et expirer lentement pendant plusieurs minutes.

quiz
Combattre le stress

Il existe beaucoup de techniques pour combattre le stress mais plutôt que de chercher à les connaître toutes, il serait plus utile de savoir ce qui cause votre stress afin de déterminer celle qui sera la plus efficace pour vous. Cochez les affirmations qui correspondent à votre vécu.

◆ J'ai du mal à me concentrer sur les choses que je dois faire.

■ J'ai souvent du mal à démarrer la journée.

● Si un conducteur réussit à se faufiler et à passer devant moi, je le serre de près.

◆ À la maison, il m'arrive souvent de penser aux problèmes que j'ai au travail.

● Je deviens très impatient quand la file d'attente avance au ralenti.

◆ Je suis souvent tendu.

■ Je n'ai pas l'impression d'avoir grand-chose devant moi.

● La plupart des gens sont prêts à mentir ou à faire un coup bas pour monter en grade.

◆ Je suis tourmenté par des pensées perturbatrices.

● Quand les gens sont impolis ou agaçants, je leur dis ma façon de penser.

■ J'ai beaucoup de mal à prendre des décisions.

◆ Je m'inquiète souvent.

■ J'ai moins envie de parler aux gens que par le passé.

◆ J'ai du mal à me détendre.

● Quand je pense que quelqu'un est dans l'erreur, ça tourne habituellement à la dispute.

● Les gens qui parlent de leurs difficultés essaient simplement d'attirer l'attention.

◆ Depuis quelque temps, j'éprouve des difficultés sexuelles.

■ Je me dégoûte tellement que la mort m'apparaît comme une libération.

◆ La plupart du temps, je suis angoissé.

● Quand je suis devant quelqu'un que je n'aime pas, ça m'est égal de paraître impoli.

● La plupart des gens ne méritent pas ma confiance.

■ Je tire moins de plaisir des activités que j'ai déjà aimées.

● Les gens qui me disent quoi faire ne savent habituellement pas de quoi ils parlent.

◆ Ces temps-ci, je me dispute plus souvent avec mon conjoint.

■ Je me sens souvent seul.

● Il m'est arrivé de lancer des objets aux gens ou de les frapper quand j'étais vraiment en colère.

(Suite, page suivante)

quiz (suite)

■ Il y a bien des jours où je n'arrive pas à me débarrasser de ma tristesse.

■ Je me sens souvent fatigué et léthargique.

◆ Depuis quelque temps, j'ai du mal à dormir.

● Quand quelqu'un me fait un compliment, je me demande ce qu'il attend de moi.

■ Plusieurs fois par semaine, je me surprends à fondre en larmes.

◆ Je suis souvent courbaturé même quand je n'ai pas fait d'exercices.

■ Ma vie se résume à une série d'échecs successifs.

◆ Je ne suis pas certain d'être capable de faire face à toutes mes obligations.

■ Je n'apprécie pas vraiment la compagnie des autres.

● S'ils ne craignaient pas d'être pris, la plupart des gens violeraient plus souvent la loi.

Interprétation de vos résultats

Pour chaque catégorie d'affirmations, comptez celles que vous avez cochées.

____ ◆ losanges

____ ■ carrés

____ ● cercles

Si vous en avez coché plus de quatre dans la catégorie ◆, le stress est pour vous un problème. Pratiquez la respiration profonde et changez votre manière de penser, ce qui devrait produire rapidement des résultats. Quand le temps vous le permet, pratiquez la relaxation musculaire progressive, le training autogène et l'imagerie mentale.

Si vous en avez coché plus de quatre dans la catégorie ■, vous êtes probablement déprimé. Ce qui vous sera certainement le plus utile, c'est de changer votre manière de penser. Cependant, si vous êtes toujours déprimé au bout de deux semaines, consultez un thérapeute professionnel.

Si vous en avez coché plus de quatre dans la catégorie ●, la colère est votre principale faiblesse. La respiration profonde, un changement dans votre manière de penser et les stratégies pour contenir votre colère vous seront utiles.

2 ACTION juguler les tensions musculaires

Dans les exercices suivants, ce sont vos muscles que vous chercherez à détendre. Vous commencerez par la relaxation musculaire progressive. On a démontré dans des études que la pratique régulière de cette technique faisait baisser la glycémie suffisamment pour diminuer les risques de complications, comme la neuropathie et la rétinopathie. Elle peut aussi faire baisser la pression artérielle et contribue à prévenir la cardiopathie. Sans compter qu'elle est très simple.

Le fondement de cette approche peut sembler contradictoire : pour détendre les muscles, il faut d'abord les contracter. Si elle est efficace, c'est que les tensions musculaires passent généralement inaperçues. En contractant les muscles, on en prend conscience et, dès lors, on peut les détendre.

SUPPRIMEZ VOS TENSIONS EN 20 MINUTES

La séance de relaxation musculaire progressive ne demande que 20 minutes. Pour en tirer tous les bienfaits, effectuez-la au moins une fois par jour, par exemple au coucher.

De l'aide, s'il-vous-plaît !

Quand je suis tendu ou bouleversé, je suis porté à manger.

Bienvenue dans le club des mangeurs compulsifs! Quoi d'étonnant à ce que la nourriture soit associée aux sentiments. Enfants, les aliments constituaient pour nous à la fois une nourriture et une récompense. À l'âge adulte, nous les associons à la socialisation, à la détente et au plaisir. Ils nous réconfortent en cas de déprime ou de stress, et constituent un rempart contre l'ennui.

▸ En premier lieu, si vous n'avez pas mangé depuis plus de 4 ou 5 heures, prenez une collation maigre, par exemple un fruit. Prenez note de vos envies : si aucun aliment ne vous tente en particulier, vous avez probablement faim. Si vous éprouvez une envie spécifique, c'est vraisemblablement une réaction émotionnelle.

▸ Laissez passer votre envie. Les fringales disparaissent aussi vite qu'elles apparaissent. Jouez avec le chien, appelez un ami ou terminez une tâche peu exigeante.

▸ Sortez de la maison ou, du moins, de la cuisine. Autrement dit, ne vous exposez pas davantage aux tentations.

▸ En quittant le travail, faites un détour par le parc pour vous libérer de vos tensions : vous serez moins porté à dévaliser le frigo ou la dépense, au retour.

▸ Trouvez d'autres sources de plaisir. Si le lèche-vitrines, la lecture d'un roman nul ou un massage vous fait du bien, contentez-vous!

1. Allongez-vous ou asseyez-vous dans un fauteuil. Fermez les yeux et passez mentalement en revue les parties de votre corps afin de repérer où se logent les tensions.

2. Effectuez la série de la sérénité (page suivante) en contractant le plus possible les muscles de chacune des parties du corps durant 5 secondes. Puis détendez-les graduellement sur une période de 20 secondes.

3. Répétez silencieusement une phrase apaisante, par exemple «Je suis tout à fait calme» ou «Adieu tension!».

DÉTENDEZ-VOUS GRÂCE À L'EURYTHMIE

«Eurythmie» ne réfère pas au groupe rock populaire dans les années 1980, mais à une technique d'apprentissage musical mise au point par un compositeur suisse qui croyait que le corps était accordé aux rythmes musicaux. Des thérapeutes l'ont adoptée dans le but de conjuguer relaxation musculaire et respiration profonde suivant un rythme méditatif réglé sur le tic-tac d'un métronome. Voici comment la pratiquer.

- Réglez le métronome à 1 battement par seconde (ou utilisez une horloge qui fait tic-tac).

- Inspirez en comptant 6 battements, retenez votre souffle le temps de 1 battement et expirez en comptant 6 battements. (Si vos poumons se remplissent plus lentement, augmentez le nombre de battements à l'inspiration et à l'expiration).

- Reprenez l'exercice respiratoire, cette fois en contractant graduellement tous vos muscles à l'inspiration (6 battements). Tenez la contraction le temps de 1 battement. Détendez vos muscles à l'expiration (6 battements), puis faites une pause de la durée de 1 battement.

- Continuez à contracter et à détendre votre corps en suivant le rythme de votre respiration; ou encore, pour chacun des cycles respiratoires, travaillez une seule partie du corps, par exemple vos bras, vos jambes, votre torse ou votre tête.

RELAXEZ GRÂCE AU TRAINING AUTOGÈNE

Tout comme la relaxation musculaire progressive, cette technique apparentée à l'autohypnose, vise à détendre le corps en

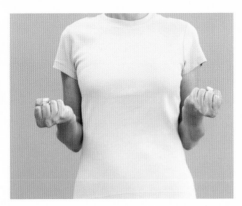

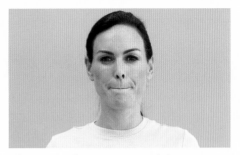

Lèvres : refermez votre mâchoire en pressant vos lèvres, puis relâchez.

Mains : serrez les poings, puis desserrez-les.

Cou : appuyez fort votre tête sur le dossier de votre chaise, puis relâchez. Baissez le cou et descendez votre menton vers la poitrine. En vous détendant, remontez la tête.

Bras : fléchissez votre bras dominant au niveau du coude, puis contractez les biceps et le bras autant que vous le pouvez sans serrer le poing. Relâchez vos muscles et répétez avec l'autre bras.

Front : levez les sourcils et plissez le front autant que vous le pouvez, puis relâchez en imaginant que votre front est complètement lisse. Ensuite, froncez fort les sourcils et relâchez.

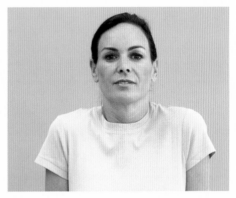

Épaules : levez-les le plus haut possible (tant que le mouvement reste confortable) En relâchant, prenez note de la détente que vous éprouvez dans le cou.

Abdomen : rentrez le ventre, puis relâchez-le.

Fesses : serrez-les, puis relâchez-les.

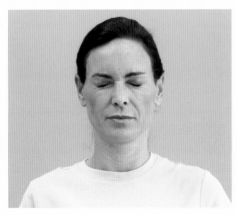

Cuisses : appuyez fortement sur le sol avec les talons, puis relâchez.

Yeux : fermez-les en les serrant fort, puis relâchez sans ouvrir les paupières.

Mollets et pieds : recourbez les orteils vers le sol, en gardant les talons à plat, puis relâchez.

Mâchoire : serrez-la de sorte que vos dents du fond se touchent. Relâchez graduellement ; à la fin du mouvement, vos lèvres devraient être légèrement ouvertes.

Ischio-jambiers : décollez les orteils du sol, puis relâchez.

faisant appel au pouvoir de l'imagination. Si les thérapeutes y ont parfois recours en parallèle avec le biofeedback (rétro-action biologique), il n'est pas nécessaire, pour en bénéficier, de se brancher sur un appareil qui mesure les fonctions du corps. Il suffit de disposer d'un endroit tranquille et d'un siège qui soutient la tête, le dos et les bras. Vous pouvez aussi vous asseoir sur un tabouret, le dos légèrement voûté, les bras reposant sur les cuisses et les mains pendant librement entre les genoux. Quand vous êtes installé, fermez les yeux et faites l'exercice en suivant les étapes suivantes.

1. Concentrez votre attention sur votre bras dominant, en général le droit. Répétez intérieurement (ou à haute voix) «mon bras droit est lourd» et imaginez que le membre s'alourdit. Faites une pause, répétez l'exercice trois fois.

2. Faites la même chose avec le bras gauche.

3. Faites l'exercice, cette fois en répétant «mes deux bras sont lourds».

4. Concentrez votre attention sur votre jambe droite et répétez intérieurement (ou à haute voix) « ma jambe droite est lourde». Faites l'exercice quatre fois.

5. Faites la même chose avec la jambe gauche, puis avec les deux jambes.

6. Répétez toute la série, en remplaçant «lourd» par «chaud» et en imaginant que vos membres se réchauffent.

Quand vous aurez pris l'habitude de cette technique, vous pourrez, en plus, imaginer que vos membres deviennent à la fois plus lourds et plus chauds. Il se pourrait que vous entriez dans un état de transe: aucun problème. Pour marquer la fin de l'exercice, dites-vous simplement: «Quand j'ouvrirai les yeux, je serai revigoré et j'aurai l'esprit vif.»

FAITES-VOUS **MASSER**

Qui pourrait imaginer qu'une technique aussi agréable que le massage puisse faciliter la prise en charge du diabète? Pourtant, c'est le cas. Chez quelques sujets, on a observé que le massage pouvait faire baisser sensiblement, quoique temporairement, la glycémie. En effet, la détente qu'il apporte fait chuter le taux des hormones du stress et, par conséquent, celui du glucose sanguin. En outre, il active la circulation sanguine, qui est généralement lente chez les diabétiques. Bref, cette technique ne consiste pas seulement à vous dorloter mais à vous garder en santé.

Bien sûr, il vaut mieux traiter avec un massothérapeute professionnel. Informez-vous auprès du personnel du centre de santé ou du gym de votre région ou demandez à votre médecin de vous orienter vers quelqu'un. Pour la relaxation, on a généralement recours au massage suédois. Comme votre glycémie pourrait chuter durant la séance, informez le thérapeute que vous êtes diabétique et apportez une collation sucrée. Si vous prenez de l'insuline, gardez à l'esprit que le massage pourrait accroître son absorption par l'organisme au site de l'injection et provoquer une chute brutale de votre glycémie.

Vous pouvez aussi demander à un ami ou un parent de vous offrir un massage en utilisant une huile appropriée. Ou encore, faites-le vous-même. Les résultats d'une étude de petite envergure menée à l'université du Nouveau-Mexique indiquent que la glycémie des patients souffrant du diabète de type 2 a diminué à l'issue de 6 séances (à raison d'une par semaine) d'exercices destinés à calmer le stress : serrer les doigts ou les bras, pressions sur la tête... Vous pouvez aisément masser vous-même ces parties accessibles du corps en faisant les exercices suivants.

- Tenez votre majeur droit entre le pouce et les doigts de la main gauche et tordez-le légèrement de la base à la pointe. Effectuez cet exercice deux fois sur chacun des doigts de la main droite, puis sur ceux de la main gauche.

- Tenez votre avant-bras droit avec la main gauche de sorte que votre pouce gauche soit juste sous votre paume droite. Avec le pouce, frottez votre avant-bras en remontant jusqu'au coude. Tournez le bras et faites la même chose sur l'autre face de l'avant-bras. Répétez avec l'avant-bras gauche.

- Posez le bout des doigts sur le dessus de votre tête et déplacez-les en un mouvement circulaire, en appuyant fermement.

3 ACTION   visualiser la sérénité

Les pensées calmes sont comme de l'eau qui coule doucement d'une source pour se déverser dans un ruisseau et nourrir la vie tout autour. À l'inverse, les pensées associées au stress évoquent le torrent dévastateur. Régulez le débit et vous préviendrez les ravages ; dès lors, tout sera calme et serein, ponctué uniquement par le glouglou pur et tranquille de l'eau.

Cette référence à l'eau relève de l'imagerie mentale, une technique efficace qui permet de se concentrer sur des images apaisantes. En retour, ces dernières déclenchent des émotions et sentiments de même nature. Malgré les apparences, c'est loin d'être anodin : on sait que les pensées et émotions les plus subtiles peuvent exercer un effet sur la glycémie. Ainsi, chez les souris de laboratoire diabétiques, le taux de sucre sanguin est plus élevé quand elles sont conditionnées à simplement anticiper une contrariété mineure, par exemple un mouvement du sol sous leurs pattes.

Les exercices suivants font appel à diverses techniques de méditation dans lesquelles l'imagerie mentale joue un rôle. Assurez-vous de disposer de 20 minutes de tranquillité et pratiquez, en même temps, les exercices de respiration profonde. Vous pouvez enregistrer les instructions, ce qui vous permettra de vous concentrer sur les images à évoquer.

Ne vous étonnez pas de voir apparaître des pensées inopportunes durant l'exercice. Quand les pensées qui ont été refoulées dans les recoins de l'esprit commencent à arriver à la conscience, c'est signe qu'on est en train de se libérer du stress qui les y retenait prisonnières. Laissez-les simplement traverser votre esprit et poursuivez l'exercice.

COLOREZ VOTRE UNIVERS

Au début, il n'est pas nécessaire d'imaginer des scènes détaillées. Bien des gens affirment que le simple fait d'imaginer des couleurs est, en soi, apaisant.

1. Fermez les yeux et imaginez que le centre de votre champ visuel est teinté d'une unique couleur. Peu importe laquelle : essayez-en quelques-unes ou optez pour celle qui vous apparaît le plus clairement.

2. Imaginez que la couleur se ponctue de teintes plus claires et plus foncées, puis que ces diverses teintes dérivent lentement, comme des nuages dans le ciel.

3. Imaginez ensuite une forme géométrique d'une autre

couleur, par exemple un cercle ou un triangle. Concentrez-vous sur cette couleur tandis que vous prenez quelques respirations profondes, puis imaginez une autre forme d'une couleur différente.

4. Animez lentement les formes dans votre esprit et transformez-les en objets à trois dimensions : par exemple, le carré se transforme en cube, le triangle en cône. Imaginez qu'ils basculent et se déplacent dans l'espace. Vous pouvez ajouter d'autres formes ou changer la couleur du fond.

ÉVADEZ-VOUS EN ESPRIT

Voici le moment de laisser votre imagination déborder. Même si vous ne pouvez vous évader dans ce lieu tranquille et agréable dont vous rêvez, vous pouvez l'imaginer dans tous ses détails : paysage, sons, odeurs, température… À vous de décider du scénario ! En voici un exemple.

1. Imaginez que vous êtes au sommet d'une montagne, entouré d'une végétation tropicale luxuriante. L'endroit est dégagé ; vous voyez le ciel qui est d'un bleu profond. Vous sentez sur votre corps les rayons chauds et apaisants du soleil, et humez le parfum capiteux des fleurs. Vous entendez des gouttes d'eau tomber des feuilles, signe qu'il a dû pleuvoir. Loin, tout en bas, vous apercevez une plage de sable bordant un lac paisible.

2. Vous êtes maintenant sur la plage et marchez sur le sable soyeux. Il n'y a personne autour mais vous apercevez un bateau à quai. Vous défaites les amarres et montez à bord. Étendu sur un jeté confortable, vous observez les nuages tandis que le bateau dérive sur l'eau tranquille, bercé par les vagues qui clapotent doucement contre sa coque. L'air est doux, agité par une agréable brise. Tandis que vous vous balancez ainsi entre l'eau et les nuages, vous éprouvez un profond sentiment de détente.

TECHNIQUE DE LA «BULLE ROSE»

L'imagination aidant, vous pouvez créer des images associées à vos buts et à vos désirs. Voici une technique simple, mais extrêmement efficace à laquelle vous pouvez avoir recours quand des situations difficiles semblent vous empêcher de réaliser vos rêves, ce qui peut entraîner un sentiment d'impuissance et de frustration.

1. En position assise, fermez les yeux et imaginez que vous avez réalisé l'un de vos rêves ou atteint l'un de vos buts : nouvel emploi, vacances idéales, retraite dans un endroit chaleureux et agréable.

2. Imaginez qu'une bulle rose translucide entoure la scène que vous visualisez. Cette couleur est associée au cœur. Imaginez que la scène dans sa bulle rose s'élève et part à la dérive. Respirez profondément tandis que vous la visualisez en train de traverser l'univers pour accumuler l'énergie qu'elle vous rapportera plus tard. Larguez vos frustrations en attendant le jour où la scène réapparaîtra.

ACTION 4
Dégager de son vécu des stratégies antistress

Disputes entre conjoints, problèmes de santé ou d'argent, ces malheurs frappent tout le monde. Comment y réagissez-vous ? Avec panique, en imaginant le pire ? Car, voyez-vous, le stress (et l'élévation de la glycémie qui en résulte) n'est pas nécessairement causé par les aléas de l'existence mais par la manière dont on y réagit.

Il y a deux réactions qui peuvent contrarier vos buts. La première est de présumer que le pire se produira, par exemple que, s'il est de mauvaise humeur, votre patron vous mettra à la porte. La seconde consiste à croire que vous, les autres, le monde et la vie en général doivent se montrer à la hauteur d'un modèle idéal, ce qui ne peut entraîner que déception et frustration quand ce n'est pas le cas. Les pensées associées au stress tournent généralement autour de croyances irrationnelles, telles que :

- J'ai besoin d'être aimé de tous.
- Si les gens me désapprouvent, c'est que j'ai tort ou suis une mauvaise personne.
- Je dois réussir tout ce que j'entreprends.
- Ma valeur tient à mes accomplissements.
- Je suis malheureux quand les choses ne se produisent pas

comme je le veux.

- Les gens sont victimes des circonstances.
- J'ai le droit d'être heureux et je ne devrais jamais souffrir.

Quand on arrive à mettre le doigt sur ce type de pensées négatives, il est beaucoup plus facile de les contrer, car elles contribuent au stress et à la déprime.

POUR EN FINIR AVEC LES PENSÉES NÉGATIVES

Les stratégies suivantes vous aideront à mettre un terme aux réactions négatives.

Penser de manière réaliste

Quand vous éprouvez du stress à cause de la manière dont on vous traite ou de la direction que prend votre existence, gardez ces points à l'esprit.

▸ **Le stress vient de moi, pas de la situation.** Une personne qui n'a jamais pris l'avion pourrait paniquer alors que le voyageur aguerri n'y pensera même pas. Le bon point de vue vous permettra de faire face aux situations.

▸ **Ce qui est fait est fait.** Bien des choses arrivent indépendamment de notre volonté. Les «j'aurais dû» ou «il aurait pu» ne vous aideront pas. Exprimez plutôt les choses en termes de souhaits pour le futur: «J'espère que...», «la prochaine fois», etc.

▸ **Personne n'est parfait, pas même moi.** Attendez-vous à des échecs, chez vous et les autres, et faites preuve d'indulgence.

1. Quand une situation difficile se produit, notez-en précisément les faits, en éliminant les jugements de valeur ou les suppositions. Par exemple: ce matin, le patron semblait irrité; votre enfant a désobéi; votre conjoint est rentré tard du travail.

2. Notez ensuite ce que vous pensez de la situation et les sentiments que vous éprouvez. Consignez vos suppositions, prédictions et croyances. Pour reprendre l'exemple ci-dessus, vous pourriez penser: «J'ai dû commettre une erreur.» «Il est toujours de mauvaise humeur quand je suis autour; il doit me détester.» «Il avait la même humeur la dernière fois qu'il a congédié quelqu'un; ça doit être mon tour.»

3. Remettez en cause vos suppositions: l'irritation de votre patron est-elle vraiment dirigée contre vous? Est-il vraiment toujours de méchante humeur quand vous êtes autour ? Ne s'est-il pas souvent mis en colère dans le passé, sans congédier pour autant un employé?

4. Transformez votre monologue intérieur afin qu'il corresponde à la réalité. Par exemple: « Mon patron est irrité, mais il l'est toujours. Ça n'a sûrement rien à voir avec moi.» « Je ne suis pas responsable des humeurs de mon patron, seulement des miennes. »

STOPPEZ VOS PENSÉES NÉGATIVES

Lors d'une étude américaine, la technique de «l'arrêt de la pensée » s'est avérée particulièrement utile pour les diabétiques. Ayez-y recours chaque fois qu'une pensée négative ou irrationnelle vous semble prendre le dessus.

1. Fermez les yeux et imaginez une situation où une pensée stressante pourrait surgir dans votre esprit. Réglez une minuterie à 3 minutes et continuez de vous concentrer sur la pensée en question.

2. Quand la minuterie sonne, criez : «Stop! »Vous pouvez joindre un geste à la parole, par exemple vous lever ou frapper dans les mains. Cela pourra vous sembler bizarre au début, mais l'efficacité de cette technique tient à la force de l'affirmation. Quand vous en aurez pris l'habitude, vous pourrez la proférer moins fort, voire simplement y penser. Pour terminer l'exercice, faites le vide 30 secondes ; si la pensée surgit de nouveau, criez de nouveau : «Stop! ».

3. Remplacez la pensée intrusive par une autre, plus positive et plus rationnelle. Par exemple, si vous avez l'habitude de penser : «Je suis incapable de faire cela ; je ne vaux rien.» Dites-vous plutôt : « Je peux faire des tas de choses valables.»

MAÎTRISEZ VOTRE COLÈRE

Êtes-vous continuellement en guerre avec votre entourage ? Klaxonnez-vous quand la voiture qui vous précède avance trop lentement ? Dans une situation difficile, réagissez-vous d'abord par la colère ? Si c'est le cas, vous avez le type de personnalité dont on a prouvé qu'il faisait grimper la glycémie.

Des études récentes indiquent que la glycémie et l'insulinorésistance sont plus élevées chez les personnes colériques, cyniques ou agressives que chez les autres. En outre, la colère et l'hostilité poussent à trop manger : dans une étude, les sujets agressifs ingéraient 600 calories de plus par jour que ceux qui se montraient plus aimables.

On ne peut changer entièrement sa personnalité, mais on peut modifier son comportement colérique. Des techniques comme la respiration profonde et les trucs que vous venez d'apprendre vous y aideront. On a prouvé que les programmes de gestion du stress et de relaxation destinés à maîtriser la

Désamorcer les pensées négatives

La première étape consiste à en prendre conscience. Quand une pensée négative vous traverse l'esprit, notez-la dans la colonne de gauche. Puis, trouvez le moyen de la transformer en quelque chose de plus positif. (Voir les exemples du tableau.) Pour renforcer les effets de l'exercice, enregistrez vos pensées positives et écoutez-les.

PENSÉE NÉGATIVE	PENSÉE POSITIVE
Je suis désorganisé et n'arrive pas à remplir toutes mes obligations.	Si je prends plus de temps pour m'occuper de moi-même, j'aurai plus d'énergie et arriverai mieux à me concentrer.
Je n'atteindrai jamais le poids que je me suis fixé comme objectif.	Si j'arrive à perdre un peu de poids, c'est un bon début.

colère avaient pour effet de diminuer l'incidence des crises cardiaques. Ils pourraient aussi contribuer à contrôler la glycémie.

Au-delà de ces techniques, vous pouvez prendre certaines
mesures pour éviter qu'un accès de colère momentané se
transforme en enfer.

PARTEZ. Parfois, la seule manière d'éviter l'explosion de colère
consiste à fuir la situation le temps de retrouver son calme.
Mieux encore: faites des exercices. Si vous ne pouvez vous
éloigner physiquement, distrayez votre esprit en comptant
jusqu'à 10. Ce truc vieux comme le monde est vraiment efficace.

SOYEZ SPÉCIFIQUE. Quand vous confrontez quelqu'un
contre qui vous êtes en colère, ne lui lancez pas au visage la
liste de ses défauts et affronts présumés. Concentrez-vous
plutôt sur la chose qui vous perturbe et éclaircissez-la pour
vous-même avant d'ouvrir la bouche. Exprimez ensuite exactement ce que vous souhaiteriez voir changer pour que la situation s'améliore.

ÉVITEZ LES INSULTES. C'est parfois tentant de dire à
quelqu'un ses quatre vérités, mais cela ne permet pas de
résoudre le véritable problème (par exemple obtenir que le conjoint donne un coup de main, décider de combien d'argent on
dépensera en vacances, etc.), le vis-à-vis étant généralement trop
occupé à se défendre pour écouter.

Enfin, recherchez la compagnie de personnes positives et
évitez si possible celles qui vous irritent ou vous dépriment.

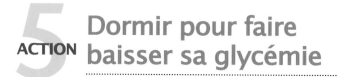

Dormir pour faire
ACTION baisser sa glycémie

Il n'y a rien comme une bonne nuit de repos pour dissiper les
stress de la journée. Et pourtant, la plupart des gens ne dorment pas suffisamment.

Il se peut que le sommeil contribue à réguler la glycémie. En
effet, les résultats d'une étude récente indiquent que le manque
de sommeil pourrait contribuer à l'insulinorésistance. On sait que
ceux qui dorment mal font souvent de l'apnée du sommeil, affec-
tion qui entrave la respiration et a été associée au diabète. En
outre, on a également prouvé que le sommeil favorisait une
meilleure utilisation du glucose par l'organisme.

Des chercheurs ont observé que l'insulinosensibilité des
sujets qui ne dormaient pas plus de 5 heures était de 40%

inférieure à celle de ceux qui en dormaient 8. Comme la plupart des gens, vous manquez probablement de sommeil, le déficit moyen étant de 60 à 90 minutes au sein de la population.

Voilà bien un problème dont la solution est simple – et agréable : il vous suffit de passer plus de temps au lit. Cependant, il ne faudrait surtout pas sous-estimer l'importance de la qualité du sommeil, qui est souvent compromise par le stress. Heureusement, si vous avez suivi le programme 10 % jusqu'ici, vous faites déjà beaucoup pour vous faciliter les choses. Mais si vous avez besoin d'un coup de pouce supplémentaire, les conseils suivants vous aideront.

RENONCEZ À LA GRASSE MATINÉE. C'est une erreur de croire qu'on peut rattraper le sommeil perdu en dormant plus tard les matins de fin de semaine. Le rythme de l'organisme s'en trouve déséquilibré, ce qui peut accroître la difficulté à s'endormir le soir. Si vous voulez dormir plus, couchez-vous plus tôt et levez-vous à l'heure habituelle. Essayez de vous en tenir à ce nouvel horaire. Ainsi, votre horloge biologique saura vous indiquer quand il est temps d'aller au lit.

RÉSERVEZ LA CHAMBRE À COUCHER AU SOMMEIL. Regardez la télé dans une autre pièce et ne vous servez pas de votre lit comme d'un bureau.

LE SOIR, ÉVITEZ LES ACTIVITÉS QUI POURRAIENT VOUS EXCITER L'ESPRIT. Mettez de côté ce livre passionnant bien avant l'heure du coucher et, autant que possible, ne vous lancez pas dans des conversations qui pourraient mener à des désaccords.

LAISSEZ VOS INQUIÉTUDES SUR LE PAPIER. Si elles vous empêchent systématiquement de dormir, prenez une demi-heure avant d'aller au lit pour les noter, avec des solutions possibles. On s'endort plus facilement quand on a le sentiment d'avoir fait face à un problème.

SACHEZ RECONNAÎTRE LE MOMENT DE FERMER BOUTIQUE. Si au bout de 30 minutes, vous n'arrivez toujours pas à vous endormir, levez-vous, à défaut de quoi le problème s'aggravera. (Lors d'une étude, les sujets auxquels on avait offert 25 $ à la condition qu'ils s'endorment rapidement ont, en fait, mis plus de temps à le faire que ceux qui n'avaient subi aucune pression.) Lisez un livre ennuyant ou regardez une émission de télé insipide jusqu'à ce que l'envie de dormir vous reprenne.

SI VOUS VOUS RÉVEILLEZ AU MILIEU DE LA NUIT, RESTEZ AU LIT. Vous aurez ainsi plus de chances de vous rendormir, sans compter que vous prendrez du repos même si vous ne dormez pas.

diab

bète

(di•a•bè•te), *nom*

1. Trouble métabolique qui se caractérise généralement par une sécrétion insuffisante d'insuline et un taux anormalement élevé de glucose dans le sang et l'urine.

2. Maladie causée par une glycémie (taux de sucre sanguin) élevée. Le massage, les plantes médicinales et diverses autres approches alternatives, de même que les médicaments et des changements dans le mode de vie peuvent tous contribuer à la faire baisser.

CHAPITRE 3

Au-delà du programme 10 %

autres
approches
naturelles

Repas équilibrés et réguliers, portions raisonnables, exercice, techniques de maîtrise du stress, voilà les principales solutions naturelles que le programme 10 % propose pour lutter contre le diabète. Mais d'autres mesures permettent également de réguler la glycémie.

Dans ce chapitre, nous vous ferons connaître les approches alternatives les plus prometteuses en matière de prise en charge du diabète et de ses complications.

Elles ne font pas partie intégrante du programme, car elles n'ont pas fait l'objet d'études aussi poussées que l'alimentation et l'exercice. Il va de soi qu'aucune approche alternative ne peut remplacer un régime et l'exercice pour perdre du poids et améliorer son état de santé en permanence. Mais elles pourraient compléter ces deux éléments fondamentaux. À vous de juger de leur valeur et de les expérimenter, en accord avec votre médecin.

La médecine moderne nous a fourni une foule d'armes contre le diabète, dont plusieurs qui n'étaient pas accessibles il y a à peine 10 ans. Songez, par exemple, à la metformine (Glucophage). Ce médicament populaire ralentit la libération du glucose par le foie et par les aliments, fait baisser les taux sanguins de triglycérides (ce qui contribue à combattre la cardiopathie) et pourrait même aider les diabétiques à perdre du poids. Soulignons qu'il est dérivé du lilas, remède utilisé traditionnellement pour soigner l'hyperglycémie.

En matière d'efficacité, les traitements naturels n'arrivent pas à la cheville des médicaments conventionnels, du moins d'après les résultats des études scientifiques menées jusqu'à présent. Quoiqu'il en soit, certains semblent avoir un effet sur la glycémie. Devriez-vous tâter des approches naturelles ? Vous le faites probablement déjà : les résultats d'une étude récemment publiée dans le *American Journal of Public Health* indiquent que 57 % des diabétiques affirment y avoir eu recours au cours de l'année précédente et 34 % disent avoir essayé des traitements ciblant spécifiquement le diabète. Sachez toutefois que certaines des approches les plus prometteuses sont relativement peu connues. Ainsi, moins de 7 % des diabétiques sondés prennent des plantes médicinales qui, selon les études, semblent exercer une action positive sur la glycémie.

Il y a tout lieu de se méfier des plantes médicinales et suppléments vendus en pharmacie, supermarché et magasin de produits naturels. L'industrie des suppléments n'est vraiment réglementée que dans les cas où le produit est considéré comme dangereux, et parfois, le produit ne renferme pas la quantité de plante ou de nutriment dont le nom apparaît en gros sur l'étiquette. Comme on ne peut breveter les produits naturels, peu d'entreprises sont prêtes à investir les sommes importantes qui seraient nécessaires pour en prouver l'efficacité.

Malgré tout, certaines approches pourraient s'avérer efficaces. Dans les pages qui suivent, nous avons cerné celles qui semblent les plus prometteuses pour le traitement du diabète ou de ses complications. Les études visant à démontrer leur efficacité étant peu nombreuses, les doses et la posologie sug-

Demandez la participation de votre médecin

Si les médecins se montraient jadis ouvertement hostiles aux approches alternatives, ce n'est plus nécessairement le cas, certaines s'étant avérées efficaces. De plus, ils tiennent à garder un œil sur ceux de leurs patients qui y ont recours. Si vous désirez faire l'essai d'un des traitements qui sont présentés dans ce chapitre, parlez-en d'abord à votre médecin. Peut-être pourra-t-il même vous recommander un herboriste, un acupuncteur ou un autre praticien de votre région. Une fois le traitement entrepris, tenez-le au courant des résultats.

gérées ne le sont qu'à titre indicatif et ne sauraient en aucun cas être considérées comme des recommandations médicales. Mais si vous souhaitez explorer ces traitements, l'information qui suit pourrait vous aider à faire des choix éclairés.

Évaluation de l'acupuncture

Les praticiens de la médecine traditionnelle chinoise (MTC) affirment que l'acupuncture peut faire diminuer la glycémie, mais pour des raisons qui sortent largement du champ de la médecine occidentale. Selon cette approche, les maladies résultent d'un déséquilibre du flot énergétique vital qui circule dans l'organisme le long des canaux invisibles que sont les méridiens. L'acupuncture, qui consiste à insérer des aiguilles sur des points spécifiques des méridiens, est censée rétablir l'équilibre énergétique et améliorer l'état de santé. Les différents points sont associés à des fonctions physiques spécifiques. Ainsi, la stimulation du point correspondant au pancréas pourrait entraîner une hausse de la sécrétion d'insuline, tandis que celle du point associé à la vessie pourrait soulager le problème de mictions fréquentes.

Les médecins occidentaux ont longtemps écarté l'acupuncture. Cependant, certaines affections liées au diabète sont couvertes par divers régimes d'assurance. De plus, on compte parmi les médecins des acupuncteurs qualifiés.

Ce changement est dû en partie aux études rigoureuses menées en Occident, et qui ont permis de découvrir que l'acupuncture soulageait la douleur. Ainsi, dans une étude, 77 % des sujets souffrant de douleur neuropathique ont vu leur état s'améliorer sensiblement à l'issue de traitements d'acupuncture et 67 % ont pu cesser de prendre des analgésiques. Certains ont vu leurs symptômes disparaître entièrement tandis que la plupart n'ont pas eu à recevoir de traitements ultérieurs. On explique ces résultats par la présence d'une concentration plus élevée de nerfs sur les points d'acupuncture ; la stimulation de ces derniers favoriserait la libération d'analgésiques naturels par le cerveau. Par contre, il n'est pas certain que l'acupuncture fasse baisser la glycémie. La plupart des études menées à cet effet l'ont été en Chine, pays où les normes en matière de recherche ne sont pas aussi rigoureuses qu'en Occident. Cependant, une revue de plusieurs de ces études publiée dans le *Journal of*

Traditional Medicine a permis de conclure que l'acupuncture faisait baisser de 50% la glycémie chez les diabétiques. Dans l'une d'elles, le taux moyen de sucre sanguin est passé de 21 à 6,5 à l'issue des traitements.

SI VOUS EN FAITES L'ESSAI: n'attendez pas un effet fulgurant sur votre glycémie. Les ONG internationales, dont l'Organisation mondiale de la santé (OMS), recommandent l'acupuncture pour de nombreuses affections mais pas pour le diabète. Par contre, la neuropathie figure sur la liste. Prévenez l'acupuncteur que vous souffrez de neuropathie ou d'une mauvaise circulation sanguine : la peau de vos pieds et de vos jambes étant lente à guérir, il devra faire preuve d'une grande prudence au moment d'y insérer les aiguilles.

L'insertion des aiguilles provoquera une sensation de piqûre ou de fourmillement, ou encore, une douleur sourde, mais l'effet sera de courte durée. On stimule habituellement 4 à 12 points simultanément, durant 15 à 30 minutes. Quand les aiguilles sont en place, le praticien les manipule dans le but de réguler le flot d'énergie dans le corps. Il en résulte une douleur sourde parfois pénible, mais considérée comme essentielle à la libération des substances chimiques du cerveau. Le praticien peut aussi chauffer les aiguilles ou y faire passer un courant électrique de faible intensité.

À noter que, dans les études, le traitement destiné aux diabétiques a généralement nécessité plusieurs séances. Vous trouverez sur les sites de l'Association des acupuncteurs du Québec (www.acupuncture-quebec.com) ou de l'Association Belge des médecins-acupuncteurs (www.acupuncture.be) un répertoire des praticiens membres.

Investiguer les plantes médicinales

Certains des traitements alternatifs les plus prometteurs nous viennent de la phytothérapie, ce qui n'est pas étonnant quand on songe que la médecine populaire a recours depuis longtemps aux plantes médicinales pour le traitement du diabète. Parmi les approches alternatives, c'est d'ailleurs celle qui pourrait se rapprocher le plus de la médecine telle qu'elle se pratique aujourd'hui. De fait, dans certains pays, notamment l'Allemagne, son étude fait partie de la formation médicale. Ce qui confirme que les plantes médicinales ne sont pas anodines et qu'on doit les employer avec prudence. Avant de prendre une plante médicinale, consultez votre médecin, même s'il ne s'agit pas d'un remède pour le diabète. De nombreuses plantes exercent une action sur la pression artérielle et le foie, tandis que d'autres interfèrent avec les médicaments. En outre, suivez de près votre glycémie afin de vous protéger contre l'hypo-glycémie. Votre médecin pourrait également apporter des changements à votre posologie. Enfin, si le produit est efficace, dites-le lui, mais gardez à l'esprit que votre remède ne saurait remplacer vos médicaments ou votre insuline, même s'il vous permet de diminuer vos doses.

GYMNEMA : LA PLANTE ANTI-SUCRE

En Inde et en Afrique, on emploie le *Gymnema sylvestre* depuis des siècles pour combattre le diabète. D'ailleurs, *gurmar*, nom de la plante en hindi, signifie littéralement «destructeur du sucre». Il s'est acquis cette réputation parce que la mastication de ses feuilles est censée rendre insensible à la saveur sucrée, mais ce n'est sûrement pas la seule raison. Les résultats d'analyses de laboratoire indiquent qu'il stimule l'activité des enzymes, qui favorisent l'absorption du glucose par les cellules ; par conséquent, il y en a moins en circulation dans le sang. Il y a plus de 10 ans, les résultats d'études sur les animaux indiquaient qu'il faisait baisser la glycémie, quoique pas chez ceux qui avaient subi une ablation du pan-créas. Ce qui a amené les chercheurs à émettre l'hypothèse que la plante pouvait combattre l'hyperglycémie en :

- augmentant la perméabilité des cellules du pancréas et, par conséquent, en stimulant la libération d'insuline ;
- stimulant les cellules bêta du pancréas, responsables de la production d'insuline ;
- augmentant le nombre de cellules bêta.

Mais qu'en est-il des humains ? Les herboristes croient que s'il y a une plante qui peut faire baisser la glycémie, c'est bien le gymnema, mais on dispose de peu d'études permettant de le con-firmer. Des chercheurs ont tout de même obtenu des résultats étonnants, notamment au cours d'une étude menée à un institut médical indien auprès de patients souffrant du diabète de type 2 : la glycémie moyenne de ceux qui prenaient la plante en complé-ment de leur médication a baissé plus que celle du groupe qui ne prenait que le médicament. Environ le quart d'entre eux ont pu interrompre leur médication. On a observé des résultats comparables chez des patients souffrant du diabète de type 1.

SI VOUS EN FAITES L'ESSAI : Attendez-vous à des résultats. Informez votre médecin de votre décision afin qu'il coordonne les posologies de la plante et de votre médicament. On ne dispose pas d'études portant sur l'innocuité du gymnema, mais l'usage ne lui prête aucun effet indésirable. En l'absence de données pertinentes, il est déconseillé aux femmes enceintes ou qui allaitent. En outre, il est à craindre qu'il exerce un effet hypoglycémiant important, surtout s'il est conjugué à des antidiabétiques. Les doses habituellement recommandées sont de 400 à 600 mg par jour.

FENUGREC : UNE PUISSANTE ÉPICE

Dans les pays méditerranéens, le fenugrec est employé comme épice depuis fort longtemps. Cependant, les ouvrages médicaux des anciens Grecs et Romains faisaient déjà mention de son usage pour le traitement de l'hyperglycémie. Les études animales et quelques études portant sur les êtres humains indiquent qu'ils n'avaient peut-être pas tort. Ainsi, dans l'une d'entre elles, les 60 sujets souffrant du diabète de type 2, qui ont pris pendant six mois 25 g de poudre de fenugrec, répartis en deux doses, ont vu leur glycémie moyenne passer de 8,4 à 6,2. Le fenugrec semble ralentir l'évacuation du contenu de l'estomac, entraver l'absorption des glucides et freiner la circulation du glucose dans l'organisme. Cet effet pourrait être attribuable à sa très grande richesse en fibres. On ne s'en étonnera pas, puisqu'il appartient à la famille des légumineuses, comme la lentille, le pois chiche et l'arachide.

Prouver l'efficacité d'un remède

Aux yeux de la science, les utilisateurs se disant satisfaits d'une approche alternative peuvent être dans l'erreur même s'ils se comptent par milliers. Pour prouver qu'une approche est efficace, on doit mener des études rigoureuses. Voici ce que les chercheurs entendent par là.

▸ **Études avec groupe témoin : un groupe reçoit le traitement réputé actif et un autre, un placebo.** Sans groupe témoin, certains sujets pourraient aller mieux (ou l'affirmer) parce qu'ils s'y attendent ou que l'amélioration est due à un facteur autre que le traitement.

▸ **Études dans lesquelles ni les sujets ni les chercheurs ne savent qui reçoit le traitement et qui reçoit le placebo.** C'est une autre manière de s'assurer que les résultats positifs sont dus au traitement et non aux attentes de sujets qui ont été prévenus, parfois par les chercheurs eux-mêmes.

▸ **Études menées auprès d'un grand nombre de sujets,** qui ont fait l'objet d'une publication dans une revue respectée et ont été révisées par les pairs. On limite ainsi le risque que les résultats soient le fait du hasard et on s'assure que l'étude a été menée selon les règles de l'art.

SI VOUS EN FAITES L'ESSAI: Le fenugrec peut être considéré à la fois comme un supplément et un aliment. Dans une étude, les volontaires l'ont pris sous forme de poudre dégraissée qu'on avait ajoutée à du pain sans levain. On peut aussi boire l'eau froide dans laquelle on a fait tremper les graines. Quoiqu'il en soit, il vaut mieux consommer l'épice plutôt qu'un supplément, ce qui nécessiterait d'avaler un nombre considérable de capsules. (Une cuillerée à soupe de poudre n'en contient que 10 g, alors que les résultats de certaines études indiquent qu'il faudrait en prendre 50 g, deux fois par jour.) Essayez ceci: préparez un smoothie en passant au mélangeur 25 à 50 g de poudre avec des légumes ou des fruits.

Outre le fait qu'il peut provoquer des flatulences et de la diarrhée, dans de rares cas très graves, le fenugrec est généralement considéré comme inoffensif. Comme pour tous les remèdes qui n'ont pas fait l'objet d'études, évitez d'en prendre si vous êtes enceinte, allaitez ou souffrez de troubles hépatiques ou rénaux. De plus, ménagez un intermède d'au moins deux heures entre sa consommation et la prise de votre antidiabétique, car il pourrait interférer avec l'absorption du médicament par l'organisme.

Ginseng: une raison de plus d'en faire l'essai

Le ginseng est considéré comme une panacée. Mais est-il efficace contre le diabète? Les résultats d'une étude avec groupe témoin, publiés dans une revue respectée, indiquent qu'une dose de 3 g de ginseng américain (*Panax quinquefolius*), produit au Canada et exporté en Chine, a fait baisser la glycémie de 20%, tel qu'on a pu le mesurer au moyen d'un test standard. Les études sur les animaux indiquent que le ginseng pourrait abaisser la glycémie en ralentissant l'absorption des glucides ou en stimulant l'utilisation du glucose par les cellules.

MARGOSE: UN LÉGUME

Ce légume particulièrement amer est largement consommé en Chine et en Inde. Cultivé dans les régions tropicales de l'Asie, de l'Afrique et de l'Amérique du Sud, il a été employé comme contraceptif ainsi que dans le traitement du psoriasis et de diverses autres affections. Cependant, il doit surtout sa réputation à ses effets hypoglycémiants: son fruit et ses graines sont riches en substances chimiques, qui semblent exercer une action sur la glycémie ou sur l'insuline (l'un des composés chimiques qu'il contient est apparenté à l'insuline sécrétée par la vache).

Les études en laboratoire et animales indiquent que l'action de la margose serait multiple: elle stimulerait la production d'insuline, améliorerait l'absorption du glucose par les cellules et ralentirait sa libération par le foie. Dans une étude de grande envergure mais d'une durée de deux jours seulement, elle a provoqué chez 100 diabétiques une diminution sensible de la glycémie, quelques heures après qu'ils aient avalé de la pulpe de margose en suspension. Un certain nombre d'études de moindre envergure mais de plus longue durée ont donné les mêmes résultats.

SI VOUS EN FAITES L'ESSAI: On trouve la margose sous forme de poudre, d'extrait ou de jus dans les épiceries asiatiques et les magasins de produits naturels. C'est généralement le jus que les herboristes recommandent, à raison d'une dose quotidienne de 50 ml. Si sa saveur amère vous déplaît, optez pour les capsules : aux doses quotidiennes recommandées de 3 à 15 g. Assurez-vous que le produit est composé d'extrait du fruit ou des graines, et non de feuilles ou de tiges.

Il semble que la margose ne présente aucun risque pour les adultes, mais on pense qu'elle pourrait interférer avec la fertilité. Par conséquent, n'en prenez pas si vous êtes enceinte ou souhaitez concevoir. Gardez-la hors de portée des enfants, chez qui elle pourrait être toxique. On rapporte qu'un enfant serait mort après en avoir bu le jus.

Oligo-éléments

Si vous suivez le programme 10 %, vous tirez probablement plus de nutriments de vos légumes que la majorité des gens. Malgré tout, si vous souffrez du diabète de type 2, vous auriez peut-être intérêt à prendre certains oligo-éléments sous forme de supplément.

Les oligo-éléments sont des substances dont l'organisme n'a besoin qu'à très faibles doses, mais dont les effets sont puissants. Comme plusieurs interviennent dans le métabolisme, une carence même modérée pourrait entraîner des maladies chroniques. Certains d'entre eux pourraient aider à contrôler le diabète. D'ailleurs, il se peut que les mictions fréquentes qui caractérisent le diabète entraînent des déficits.

Vous en faut-il plus ? Il n'est pas facile de répondre à cette question, les oligo-éléments étant encore largement méconnus. D'où la recommandation de prendre quotidiennement un supplément multivitaminique fournissant les quantités minimales de micronutriments réputés être essentiels à la santé. Cela dit, un supplément quotidien des oligo-éléments qu'on ne trouve pas dans la plupart des suppléments multivitaminiques pourrait vous être utile.

CHROME : POUR RÉGULER LA GLYCÉMIE

Cet oligo-élément favorise l'utilisation du glucose par l'organisme. Ainsi, il faciliterait la liaison entre l'insuline et les cellules : le glucose serait absorbé par les tissus au lieu de s'accumuler dans le sang. Malgré son importance, la plupart des Canadiens n'en prennent probablement pas assez, car on ne le trouve dans les aliments qu'à l'état de traces. On estime la dose requise à 50 à 200 µg par jour.

Bien que ce soit l'un des micronutriments les plus fréquemment recommandés aux diabétiques, les études sur des sujets ayant une glycémie élevé ont des résultats mitigés. Dans la plus importante d'entre elles, on a divisé les 180 sujets en trois groupes : deux qui prenaient des doses différentes de chrome et un sous placebo. À l'issue des quatre mois de l'étude, ceux qui prenaient du chrome ont vu leur taux d'HbA1c baisser. Chez les sujets qui avaient reçu la dose la plus élevée (1000 µg), on a également observé une baisse du taux de cholestérol. Les résultats d'autres études ont été tantôt positifs, tantôt négatifs ou non significatifs.

Les résultats de certaines études indiquent en outre que le chrome pourrait favoriser la perte de graisse corporelle tout en préservant la masse musculaire. Ainsi, parmi les 122 sujets modérément en surpoids, ceux qui ont pris 400 µg de chrome par jour on perdu en moyenne 2,8 kg en trois mois. Cependant, peu d'autres études ont permis de confirmer ces résultats. Prendre du chrome pour perdre du poids pourrait donc s'avérer décevant.

SI VOUS EN FAITES L'ESSAI : Les effets les plus spectaculaires ont été observés chez les sujets dont l'alimentation était riche en sucre et en farine raffinée. En effet, ces aliments sont réputés entraîner une perte de chrome. Ce qui ne devrait pas être votre cas puisque, dans le cadre du programme 10%, vous évitez ces aliments de toute façon.

L'ail, allié du cœur

Le diabète est associé aux cardiopathies, maladies qui possèdent leur propre arsenal de plantes médicinales. En tête de file, l'ail, pour lequel on a montré qu'il faisait baisser le taux de cholestérol LDL («mauvais» cholestérol) de 16 %, de même que la pression artérielle. Dans une étude, on a observé qu'il avait pour effet de supprimer environ 3 % de la plaque artérielle. En prime, certaines études indiquent qu'il fait baisser la glycémie. Cependant, abstenez-vous d'en prendre si vous êtes sous anticoagulants, car il contribue à éclaircir le sang. En outre, prenez-le cru, la cuisson en modifiant la composition chimique. Prenez-en un soir que vous ne comptez pas sortir...

Si vous prenez un supplément, tenez-vous-en à la dose quotidienne recommandée, soit 200 µg ou moins. Le chrome est un métal lourd, qui peut s'accumuler dans l'organisme, provoquant des troubles rénaux. Il se présente sous diverses formes, le picolinate étant la forme privilégiée dans les études, car il est mieux absorbé que le chlorure.

VANADIUM : POUR STIMULER L'INSULINOSENSIBILITÉ

Le nom de cet oligo-élément est tiré de Vanadis, déesse scandinave de la jeunesse et de la beauté. Le chercheur suédois qui l'a découvert l'a ainsi nommé à cause de l'harmonie de ses couleurs. Au XIXe siècle, avant la découverte de l'insuline, on traitait le diabète avec l'une des formes du vanadium. Or, il agit sur l'insuline de diverses manières. On a prouvé que, chez les animaux, il favorisait l'utilisation du glucose. Dans des études menées sur des rats, l'administration de doses élevées (des milliers de fois plus que nécessaire pour rester en santé) a fait diminuer la glycémie.

On a également obtenu des effets prometteurs chez des humains en leur administrant des doses beaucoup plus faibles. Ainsi, des chercheurs du Joslin Diabetes Center de Harvard ont découvert que le vanadium améliorait l'insulinosensibilité de sujets souffrant du diabète de type 2, en plus de faire baisser leur taux de cholestérol. Enfin, dans une étude menée à l'université Temple de Philadelphie, les sujets souffrant de diabète de type 2 qui ont pris 50 µg de sulfate de vanadyle (une forme de vanadium) durant trois semaines ont vu leur glycémie baisser.

SI VOUS EN FAITES L'ESSAI: Comme l'apport quotidien requis oscille entre 10 et 30 µg, le degré de toxicité est vite atteint. Bien qu'on ne connaisse pas les limites supérieures tolérées par l'organisme, les études indiquent qu'on ne devrait pas dépasser 100 µg par jour (vous en tirez déjà probablement 20 µg de votre alimentation).

Optez pour le sulfate de vanadyle, qui serait moins toxique que le métavanadate de sodium, l'autre principale forme de vanadium. En cas de nausées, de vomissements, de crampes ou de diarrhée, diminuez la dose. En outre, faites savoir à votre médecin que vous en prenez, particulièrement si vous êtes sous anticoagulants, médicaments avec lesquels il pourrait interférer.

Soulager les lésions nerveuses

Ni supplément ni traitement ne peuvent guérir la neuropathie. Mais si vous souffrez des irritations, douleurs et picotements caractéristiques de cette complication du diabète, le moindre petit soulagement peut faire une différence. Comme les lésions nerveuses touchent de nombreux aspects de la santé (sens du toucher, fonction sexuelle, digestion), l'intervention la plus importante consiste à prévenir les dégâts ultérieurs causés par une glycémie élevée. Si vous mangez bien, faites de l'exercice et prenez religieusement vos médicaments, il y a peut-être lieu d'explorer d'autres approches.

ACIDE **ALPHA-LIPOÏQUE**

Selon une théorie en cours, la neuropathie est déclenchée par un gonflement des cellules nerveuses, qui serait dû à une accumulation de liquide résultant d'une interaction entre le glucose et une enzyme. Or, l'acide alpha-lipoïque (ou AAL) bloquerait l'activité de cette enzyme. De plus, comme c'est un puissant antioxydant, il protège les cellules contre les radicaux libres, molécules nuisibles qui joueraient un rôle dans les lésions nerveuses.

L'organisme élabore de petites quantités d'AAL. L'épinard, et d'autres aliments semblables, en apportent également, mais les doses fournies par ces deux sources réunies ne sont pas suffisantes pour combattre la neuropathie. Reste donc le supplément. L'AAL a d'ailleurs fait l'objet d'études plus rigoureuses que la plupart des autres approches alternatives.

Bien que les résultats ne soient pas encore probants, ils sont encourageants. Dans une étude menée auprès de 328 sujets souffrant du diabète de type 2, ceux qui ont reçu des injections quotidiennes d'AAL durant trois semaines éprouvaient sensiblement moins de douleur que ceux qui n'en avaient pas reçu. Cependant, une étude de cohorte n'a pas donné de résultats positifs.

En revanche, une revue de quatre études avec groupe témoin a permis à des chercheurs allemands de conclure que, en moyenne, les symptômes neuropathiques diminuaient régulièrement en intensité chez les sujets qui prenaient de l'AAL. Ces résultats ont été corroborés par d'autres études.

SI VOUS EN FAITES L'ESSAI: Même si des chercheurs ont privilégié l'administration de l'AAL par injection, il semblerait que l'acide alpha-lipoïque soit également efficace par voie orale. Les doses recommandées vont de 100 à 600 mg. En dehors des démangeaisons cutanées, on n'a pas observé d'effets indésirables graves durant les quelque 30 années où on l'a expérimenté en Allemagne pour le traitement de la neuropathie. Cependant, comme on a prouvé qu'il était toxique chez les animaux carencés en thiamine, il serait avisé de le prendre en association avec un supplément de thiamine ou une multivitamine.

AIMANTS : UNE FORCE POSITIVE ?

L'idée de soulager les symptômes neuropathiques au moyen d'aimants peut paraître loufoque, mais l'est-elle vraiment ? Après tout, les champs magnétiques interviennent dans de nombreux processus physiologiques, dont la division cellulaire et la transmission des signaux nerveux. En fait, il y a un siècle, on avait souvent recours à la magnétothérapie pour le soulagement de la douleur. Si ce traitement n'a plus la cote aujourd'hui, il mériterait tout de même qu'on l'examine de plus près.

L'une des études les plus étonnantes à cet égard a été menée auprès de personnes souffrant de douleur chronique aux pieds : 75 % des 19 sujets qui avaient porté des semelles intérieures magnétiques pendant quatre mois ont dit éprouver un soulagement réel. Plus récemment, on a répété l'expérience auprès de 375 sujets. Or, les aimants ont permis de soulager de nombreux symptômes, dont la douleur et les sensations de brûlure, les picotements et l'engourdissement. Les chercheurs en ont conclu qu'ils exerçaient un effet sur les récepteurs cutanés de la douleur. Certains pensent aussi que les aimants attirent le fer du sang et font affluer ce dernier vers les régions qui requièrent plus d'oxygène. De plus, en influant sur la circulation des ions, ils contribueraient à détendre les vaisseaux sanguins.

SI VOUS EN FAITES L'ESSAI : On est loin d'avoir prouvé l'utilité des aimants, mais il semblerait qu'ils soient inoffensifs. Certaines mises en garde s'imposent tout de même. Ainsi, le port d'un stimulateur cardiaque en proscrit l'usage. On déconseille aussi d'appliquer de puissants aimants sur la tête ou sur le site d'une tumeur cancéreuse ou d'une infection. Il n'y a pas de normes quant à la puissance requise pour le traitement de la neuropathie, mais on trouve facilement des produits tels que des semelles intérieures magnétiques dans les magasins de produits naturels ou les boutiques en ligne.

suc

ccès

(suc•cès) *nom*

1. Résultat positif.

2. Obtention de richesse, de faveur ou de renommée.

3. Meilleur contrôle du diabète. Les fiches de ce chapitre vous permettront de suivre la progression de votre succès dans le programme 10%. Quant aux recettes de ce chapitre, elles vont contribuer à votre réussite et sont également délicieuses.

CHAPITRE 4

Ressources

outils et recettes pour
réussir

Dans ce livre, vous avez découvert qu'en apportant des changements graduels à vos habitudes, vous pouviez améliorer considérablement le contrôle de votre diabète. Dans ce chapitre, nous vous fournissons d'autres outils qui augmenteront vos chances de réussite.

Les fiches que nous vous présentons vous permettront de faire le suivi de vos progrès tandis que nos recettes vous faciliteront la planification des repas.

Il est important que vous consigniez les efforts que vous déployez. Ne vous fiez pas à des impressions générales : notez précisément ce que vous mangez et le temps que vous consacrez à l'exercice. Quand les choses sont écrites noir sur blanc, on peut en dégager des faiblesses et apporter les correctifs voulus. D'autre part, il n'y a guère plus encourageant que de voir diminuer son poids et sa glycémie.

Les menus proposés à l'étape 3 (p. 82-105) vous faciliteront grandement les choses. Vous trouverez ici les recettes de plusieurs des plats qui y sont suggérés. Enfin, gardez à l'esprit qu'il n'y a pas d'aliment interdit, mais que ce sont les portions qui comptent.

Contrat personnel

Conservez ce contrat afin de vous rappeler l'engagement que vous avez pris.

Engagement envers moi-même

Je m'engage à apprendre et à mettre en pratique les 6 étapes du programme 10% au cours des six prochains mois.

Mes objectifs

Perte de poids intermédiaire : _____

Poids visé : _____

Mes stratégies

Pour atteindre ces objectifs, je m'engage à :

1. Déjeuner et à prendre de petits goûters afin de ne jamais être affamé.
2. Suivre l'approche visuelle de l'assiette à chacun des repas.
3. Limiter mes portions.
4. Maîtriser les aliments catastrophe suivants en modifiant les recettes ou en réduisant les portions.

   _____

   _____

   _____

5. En arriver graduellement à faire 45 minutes de marche cinq jours par semaine.
6. Pratiquer une approche de contrôle du stress tous les jours.

Pour suivre mes progrès, je m'engage à mesurer et noter ma glycémie (taux de sucre sanguin) régulièrement.

Rappel de mes buts

Les raisons qui me poussent à faire tout mon possible pour contrôler mon diabète sont :

1. _____

2. _____

3. _____

Signé : _____

Date : _____

Journal alimentaire

Faites sept photocopies de cette fiche ou copiez-la dans un carnet. Durant une semaine, apportez votre journal partout où vous allez et notez-y tout ce que vous mangez et buvez, en consignant l'heure, la taille des portions (servez-vous du guide de la page 85) et les éléments pertinents, par exemple, les circonstances du moment ou votre état d'esprit. Pour connaître la quantité de calories d'un aliment emballé, reportez-vous au tableau de la valeur nutritionnelle qui figure sur l'étiquette. En ce qui concerne les aliments frais, consultez un livre ou l'un des nombreux sites en ligne qui portent sur la question.

HEURE	ALIMENT(S) CONSOMMÉ(S)	PORTION	NOTES	CALORIES

Journal des activités physiques

Notez sur cette fiche tout ce que vous faites pour rester actif : marche quotidienne, routine action-glucose, exercices express de 30 secondes, relaxation de fin de journée et autres activités, par exemple l'entretien de votre terrain. Notez le nombre de minutes que vous y consacrez et faites-en la somme à la fin de la journée.

	HEURE	ACTIVITÉ	MINUTES
LUNDI			
		TOTAL (LUNDI) :	
MARDI			
		TOTAL (MARDI) :	
MERCREDI			
		TOTAL (MERCREDI) :	
JEUDI			
		TOTAL (JEUDI) :	
VENDREDI			
		TOTAL (VENDREDI) :	
SAMEDI			
		TOTAL (SAMEDI) :	
DIMANCHE			
		TOTAL (DIMANCHE) :	
		TOTAL DE LA SEMAINE :	

Journal de vos progrès

Utilisez cette fiche pour suivre vos progrès dans l'accomplissement du programme 10 %. Notez d'abord votre poids matinal. À la fin de la journée, revenez sur tous les éléments du programme. Avez-vous : pris un déjeuner et mangé régulièrement tout au long de la journée ? Consommé beaucoup de légumes et limité votre apport en aliments particulièrement caloriques ? Pris des portions raisonnables ? Fait de l'exercice ? Réussi à maîtriser votre stress ?

Après avoir évalué vos performances pour chacun de ces aspects, attribuez-vous une note globale (A, B, C, D ou F) pour la journée. Expliquez brièvement pourquoi vous avez opté pour cette note. De temps à autre, comparez les notes que vous vous êtes attribuées et vos gains ou pertes de poids. Enfin, consultez les notes que vous avez prises pour identifier les correctifs que vous pourriez apporter.

DATE	POIDS	NOTE	POURQUOI CETTE NOTE

Journal de la glycémie

Demandez à votre médecin de vous indiquer à quelle fréquence vous devez mesurer votre glycémie (taux de sucre sanguin), compte tenu de votre état de santé. Créez votre propre journal ou remplissez les colonnes de cette fiche. Conservez vos mesures dans un dossier; ainsi, vous aurez une idée claire du chemin que vous aurez parcouru en suivant le programme 10%.

DATE	JOUR	DÉJEUNER	DÎNER	SOUPER	SOIRÉE
	LUNDI				
	MARDI				
	MERCREDI				
	JEUDI				
	VENDREDI				
	SAMEDI				
	DIMANCHE				
	LUNDI				
	MARDI				
	MERCREDI				
	JEUDI				
	VENDREDI				
	SAMEDI				
	DIMANCHE				
	LUNDI				
	MARDI				
	MERCREDI				
	JEUDI				
	VENDREDI				
	SAMEDI				
	DIMANCHE				
	LUNDI				
	MARDI				
	MERCREDI				
	JEUDI				
	VENDREDI				
	SAMEDI				
	DIMANCHE				

Recettes santé

Bavette roulée aux épinards, carottes et poivron rouge

6 PORTIONS

- 125 ml (½ tasse) de vin rouge
- 75 ml (⅓ tasse) de sauce soja hyposodique
- 2 c. à soupe de sucre
- 1 c. à thé de poudre d'ail
- 700 g de bifteck de bavette
- 170 g de petites feuilles d'épinard frais
- 4 oignons verts, grossièrement hachés
- 1 pincée de sel
- 5 carottes moyennes (environ 500 g), pelées et râpées
- 1 bocal (1½ tasse) de poivrons rouges rôtis, égouttés

1. Mélangez le vin, la sauce soja, le sucre et la poudre d'ail dans un grand sac de plastique à fermeture ou un autre récipient. Ajoutez la bavette et retournez-la pour l'enduire de marinade. Réfrigérez 2 à 4 h.

2. Entre-temps, rincez les épinards. Ne les égouttez pas complètement. Faites-les tomber à feu moyen environ 1 min dans une grande casserole en remuant fréquemment. Laissez-les refroidir dans une assiette.

3. Préchauffez le four à 190 °C (375 °F). Retirez la viande de la marinade et épongez-la. Réservez la marinade. Recouvrez la bavette d'une couche uniforme d'épinards. Parsemez d'oignons verts et salez. Recouvrez de carottes puis de poivrons. Roulez la bavette sur la longueur en serrant pour enfermer la garniture et piquez-y des cure-dents. Déposez le rouleau, joint dessous, dans un moule à pâtisserie peu profond et badigeonnez-le de marinade.

4. Faites rôtir la viande 15 min et arrosez-la des jus de cuisson. Faites rôtir 20 min de plus (mi-saignant) ou le temps requis pour obtenir le degré de cuisson désiré. Laissez reposer 10 min.

5. Entre-temps, dans une petite casserole, faites bouillir le reste de la marinade jusqu'à ce qu'elle épaississe légèrement. Passez et réservez.

6. Coupez la viande en diagonale en tranches de 6 mm. Versez un filet de marinade dans les assiettes et couvrez de tranches de viande.

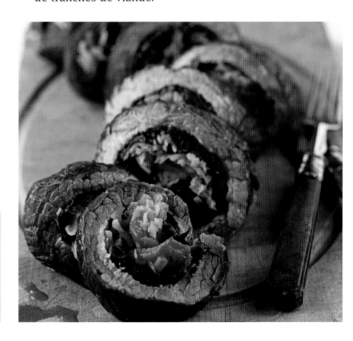

VALEUR NUTRITIONNELLE

PAR PORTION : 230 calories, 21 g de protéines, 15 g de glucides, 9 g de lipides, 4 g de lipides saturés, 48 mg de cholestérol, 2 g de fibres, 738 mg de sodium

Jambon braisé au cidre, patate douce et pomme

4 PORTIONS

- 1 c. à soupe de moutarde de Dijon
- 1 c. à soupe de gingembre frais, pelé et haché fin
- ½ c. à thé de clou de girofle moulu
- 265 ml (1 tasse plus 1 c. à soupe) de cidre
- 1 patate douce, pelée et coupée en tranches de 3 mm
- 1 tranche (500 g) de jambon maigre
- 1 pomme à chair ferme et juteuse, pelée, évidée et coupée en 12 quartiers
- 1 c. à soupe de fécule de maïs (Maïzena)
- 75 g (½ tasse) d'oignons verts, coupés en diagonale

1. Dans une grande poêle, mélangez la moutarde, le gingembre, le clou de girofle et 1 tasse de cidre. Portez à faible ébullition et ajoutez la patate douce. Couvrez et faites mijoter environ 15 min ou jusqu'à ce que la patate douce soit partiellement tendre.

2. Ajoutez le jambon et recouvrez des tranches de patate douce. Disposez les quartiers de pomme sur le dessus. Couvrez et laissez mijoter 10 à 15 min ou jusqu'à ce que la pomme et la patate douce soient tendres.

3. Entre-temps, dans un petit bol, mélangez la fécule de maïs et 1 c. à soupe (15 ml) de cidre, en remuant bien.

4. À l'aide d'une cuiller à égoutter, déposez le jambon, les morceaux de patate douce et de pomme dans une assiette. Couvrez de papier d'aluminium.

5. Versez un peu de jus de cuisson dans la préparation de fécule et mélangez bien. Versez dans la poêle et faites cuire à feu moyen environ 1 min ou jusqu'à ce que la sauce épaississe légèrement; remuez fréquemment.

6. Répartissez le jambon, la patate douce et les pommes dans 4 assiettes. Nappez de sauce et garnissez d'oignons verts.

VALEUR NUTRITIONNELLE

PAR PORTION : 210 calories, 18 g de protéines, 25 g de glucides, 4 g de lipides, 1 g de lipides saturés, 38 mg de cholestérol, 2 g de fibres, 1188 mg de sodium

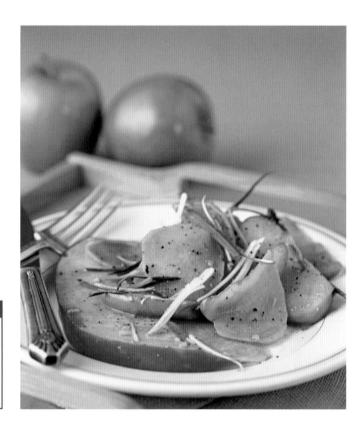

Filet de porc en sauce miel et moutarde

4 PORTIONS

- 1 c. à soupe de romarin frais haché ou 1 c. à thé de romarin séché
- 2 gousses d'ail, émincées
- 1 c. à thé de zeste de citron râpé
- ½ c. à thé de sel
- 1 filet de porc (environ 500 g), paré de tout gras visible
- 75 ml (⅓ tasse) de jus de citron frais
- 60 ml (¼ tasse) de miel
- 3 c. à soupe de moutarde à l'ancienne
- 125 ml (½ tasse) de crème légère
- 1 c. à soupe de farine

1. Préchauffez le four à 200 °C (400 °F). Tapissez le fond d'un petit plat à rôtir de papier d'aluminium.

2. Dans un petit bol, mélangez le romarin, l'ail, le zeste de citron et le sel. Badigeonnez le filet de la préparation, puis déposez-le dans le plat.

3. Dans un petit bol, mélangez le jus de citron, le miel et la moutarde. Versez la moitié de la sauce dans une casserole et réservez.

4. Badigeonnez le filet de 2 c. à soupe de sauce. En l'arrosant deux ou trois fois de sauce, faites-le cuire jusqu'à ce qu'il soit doré et glacé environ 25 min ou jusqu'à ce qu'un thermomètre à viande inséré dans la partie la plus épaisse indique 70 °C (160 °F).

5. Entre-temps, versez la crème dans un petit bol et incorporez la farine en battant au fouet jusqu'à ce que la préparation soit lisse. Réchauffez la sauce réservée à feu moyen. En battant au fouet, incorporez graduellement la préparation de crème et faites cuire, sans cesser de battre, environ 3 min ou jusqu'à ce que la sauce épaississe. Servez avec le porc.

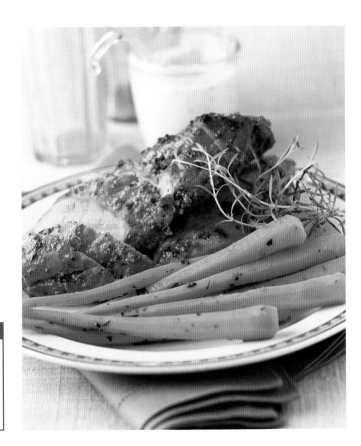

VALEUR NUTRITIONNELLE

PAR PORTION : 245 calories, 25 g de protéines, 25 g de glucides, 5 g de lipides, 1 g de lipides saturés, 74 mg de cholestérol, 1 g de fibres, 525 mg de sodium

Sauté de bœuf aux légumes du potager, sauce hoisin

4 PORTIONS

- 340 **g de bifteck de surlonge maigre**
- 30 **ml (2 c. à soupe) de sauce teriyaki hyposodique**
- 10 **champignons shiitakes moyens**
- 230 **g de pois mange-tout ou gourmands**
- 2 **gros poivrons rouges (400 g)**
- 45 **ml (3 c. à soupe) de sauce hoisin**
- 2 **c. à soupe de fécule de maïs (Maïzena)**
- 315 **ml (1¼ tasse) de bouillon de poulet hyposodique ou d'eau**
- 15 **ml (1 c. à soupe) d'huile végétale**
- 4 **oignons verts, tranchés fin, en diagonale**
- 2 **gousses d'ail, écrasées**

1. Si désiré, mettez le bifteck au congélateur 20 min, puis tranchez-le en travers de la fibre en languettes d'environ 3 mm d'épaisseur; coupez les très longues lanières en deux. Dans un bol moyen, mélangez avec la sauce teriyaki. Couvrez et réfrigérez 15 min ou davantage.

2. Entre-temps, retirez le pied des champignons et tranchez finement les chapeaux. Coupez les extrémités des pois et enlevez les fils. Tranchez les poivrons en fines lanières. Dans un petit bol, mélangez la sauce hoisin, la fécule de maïs et 60 ml (¼ tasse) de bouillon jusqu'à ce que la préparation soit homogène. Réservez.

3. Dans une grande poêle antiadhésive ou un wok, chauffez 1 c. à thé d'huile à feu vif sans faire fumer. Faites sauter les oignons verts 1 min et déposez-les dans un grand bol. Faites sauter le bifteck et l'ail dans la poêle environ 2 min ou jusqu'à ce que la viande perde sa couleur rosée. Déposez dans le bol. Faites sauter les champignons dans 1 c. à thé d'huile environ 3 min ou jusqu'à ce qu'ils commencent à ramollir. Déposez dans le bol. Faites sauter les pois et les poivrons dans 1 c. à thé d'huile 1 ou 2 min ou jusqu'à ce qu'ils commencent à ramollir.

4. Remettez la viande et les légumes dans la poêle et incorporez 1 tasse de bouillon. Couvrez et chauffez à feu moyen 2 ou 3 min, ou jusqu'à ce que les ingrédients soient chauds mais les légumes encore croquants. Battez la préparation à la sauce hoisin et versez-la dans la poêle à frire. Faites sauter jusqu'à ce que la sauce commence à bouillir et faites cuire 1 min de plus.

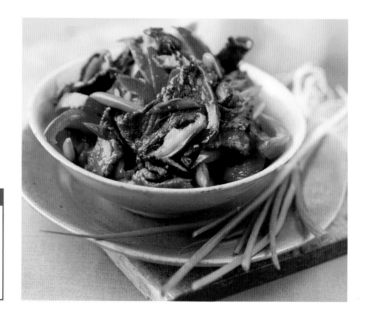

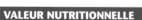

VALEUR NUTRITIONNELLE

PAR PORTION : 265 calories, 21 g de protéines, 27 g de glucides, 9 g de lipides, 2 g de lipides saturés, 48 mg de cholestérol, 5 g de fibres, 543 mg de sodium

Poulet barbecue à la fumée de noyer

6 PORTIONS

- 20 ml (1½ c. à thé) d'huile d'olive
- 1 oignon moyen (150 g), haché
- 2 gousses d'ail, écrasées
- 1 boîte (540 ml) de tomates en purée
- 80 ml (⅓ tasse) de jus d'ananas
- 60 ml (¼ tasse) d'eau
- 25 g (2 c. à soupe) de cassonade (sucre brun)
- 30 ml (2 c. à soupe) de sauce soja légère
- 1 c. à soupe de moutarde à l'ancienne
- 1 c. à thé de thym séché
- ½ c. à thé de sel
- ¼ c. à thé de fumée liquide à saveur de noyer (hickory)
- 680 g de demi-poitrines de poulet avec l'os, peau ôtée
- 680 g de cuisses et pilons de poulet avec l'os, peau ôtée

1. Enduisez généreusement une grille d'huile végétale. Préchauffez le gril.

2. Dans une casserole moyenne, chauffez l'huile à feu moyen-vif et faites-y sauter l'oignon et l'ail environ 5 min ou jusqu'à ce qu'ils ramollissent. Incorporez les tomates, le jus d'ananas, l'eau, la cassonade, la sauce soja, la moutarde, le thym, le sel et la fumée liquide. Baissez le feu à moyen, couvrez et faites cuire 5 min.

3. À l'aide d'un robot culinaire ou d'un mélangeur, réduisez la sauce en purée. Versez-la dans la casserole et faites-la mijoter environ 5 min, en fouettant pour la faire mousser. Réservez-en la moitié.

4. Enduisez de sauce les deux côtés du poulet. Faites-le griller 15 min à feu moyen, en le badigeonnant de sauce et en le retournant à la mi-cuisson. Poursuivez la cuisson, sans badigeonner, environ 15 min ou jusqu'à ce que la chair ait perdu sa couleur rosée et que le jus qui s'en écoule soit transparent. Réchauffez la sauce réservée et servez-la avec le poulet.

VALEUR NUTRITIONNELLE

PAR PORTION: 250 calories, 31 g de protéines, 13 g de glucides, 8 g de lipides, 2 g de lipides saturés, 91 mg de cholestérol, 2 g de fibres, 755 mg de sodium

Poulet au Marsala et aux herbes

4 PORTIONS

4 poitrines de poulet, sans os ni peau (110 à 170 g chacune)

1 oignon moyen, haché

1 c. à thé d'ail haché

190 ml (¾ tasse) de Marsala

4 tasses de tomates, fraîches ou en boîte

¼ c. à thé de poivre fraîche- ment moulu

2 c. à soupe de persil haché

1 c. à soupe de basilic frais haché ou 1 c. à thé de basilic séché

20 à 30 g (2 à 3 c. à soupe) de parmesan (facultatif)

1. Pulvérisez une grande poêle d'enduit à cuisson . Faites-y cuire le poulet à feu moyen, en le retournant pour le dorer sur les deux côtés. Ajoutez l'oignon et l'ail et faites- les dorer légèrement. Montez le feu à vif, ajoutez le Mar- sala et faites réduire complètement. Retirez le poulet.

2. Baissez le feu à moyen et ajoutez les tomates, le poivre, le persil et le basilic. Faites mijoter, en remuant à l'occasion, environ 30 min, ou jusqu'à ce que la sauce commence à épaissir. Réchauffez le poulet dans la poêle.

3. Garnissez de fromage (facultatif).

Suggestion : servez sur des pâtes et, pour varier, ajoutez des champignons, des courgettes, des poivrons, du brocoli ou d'autres légumes.

VALEUR NUTRITIONNELLE
PAR PORTION : 240 calories, 29 g de protéines, 15 g de glucides, 2 g de lipides, 1 g de lipides saturés, 65 mg de cholestérol, 3 g de fibres, 465 mg de sodium

Poulet aux câpres, à la grecque

4 PORTIONS

4 poitrines de poulet, sans os ni peau (110 g chacune)

15 g (2 c. à soupe) de farine

15 g (2 c. à soupe) de cha- pelure assaisonnée

1 c. à thé d'origan séché

15 ml (1 c. à soupe) d'huile d'olive

1 tasse d'oignon, tranché fin

3 gousses d'ail, émincées

250 ml (1 tasse) de bouillon de poulet, sans gras

125 ml (½ tasse) de vin blanc (facultatif)

30 ml (2 c. à soupe) de jus de citron

35 g (2 c. à soupe) de câpres

30 g (¼ tasse) de féta, émiettée

4 olives noires, hachées (facultatif)

1. Aplatissez le poulet entre deux feuilles de papier ciré. Dans un bol peu profond ou une assiette, mélangez la farine, la chapelure et l'origan, et passez le poulet dans la préparation.

2. Dans une poêle antiadhésive, chauffez l'huile à feu moyen. Faites-y dorer le poulet sur les deux cotés, puis retirez-le de la poêle. Faites sauter l'ail et l'oignon 2 min. Incorporer le bouillon, le vin et le jus de citron, et portez à ébullition. Remettez le poulet dans la poêle, baissez le feu et laissez mijoter environ 10 min, ou jusqu'à ce que la chair ait perdu sa couleur rosée et que le jus qui s'en écoule soit translucide. Par- semez de câpres et de fromage, couvrez et faites cuire à feu doux jusqu'à ce que le fromage fonde. Si désiré, garnissez d'olives.

VALEUR NUTRITIONNELLE
PAR PORTION : 255 calories, 30 g de protéines, 10 g de glucides, 10 g de lipides, 3 g de lipides saturés, 72 mg de cholestérol, 2 g de fibres, 625 mg de sodium

Casserole de dinde à la tex-mex

6 PORTIONS

- 15 ml (1 c. à soupe) d'huile végétale
- 1 oignon (150 g), grossièrement haché
- 1 c. à soupe de poudre de chili
- ½ c. à thé de cannelle moulue
- ¼ c. à thé de sel
- 3 c. à soupe de farine
- 1 boîte (540 ml) de tomates en dés, avec chilis verts
- 1 boîte (284 ml) de bouillon de poulet, sans gras et à teneur réduite en sodium
- 250 g de dinde rôtie, coupée en cubes de 2 cm
- 2 courgettes, coupées en cubes de 2 cm
- 200 g (1 tasse) de grains de maïs surgelés
- 240 g (1½ tasse) de riz à long grain, cuit
- 110 g (⅞ tasse) de Monterey Jack (ou d'un autre fromage corsé à pâte dure), à teneur réduite en gras, râpé

1. Préchauffez le four à 180 °C (350 °F).

2. Dans une grande casserole, chauffez l'huile à feu moyen. Faites sauter l'oignon environ 5 min ou jusqu'à ce qu'il ramollisse. Incorporez la poudre de chili, la cannelle, le sel et la farine. Faites cuire 2 min, en remuant. Incorporez les tomates et le bouillon et faites cuire, en remuant, environ 2 min ou jusqu'à ce que la préparation épaississe légèrement.

3. Retirez du feu et incorporez la dinde, les courgettes, le maïs et le riz. Versez la préparation dans un plat allant au four de 23 x 23 x 5 cm, non graissé. (Vous pouvez préparer le plat à l'avance jusqu'à cette étape.) Faites cuire environ 40 min ou jusqu'à ce que la préparation commence à bouillir. Parsemez de fromage et faites cuire environ 5 min de plus ou jusqu'à ce que le fromage ait fondu. Laissez reposer 5 min.

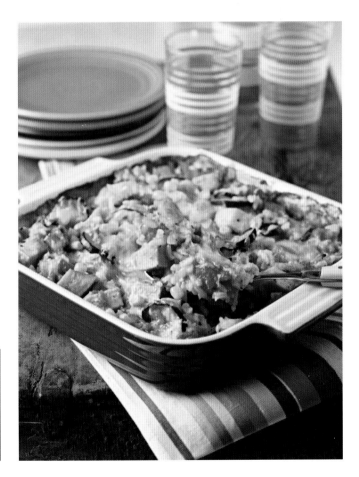

VALEUR NUTRITIONNELLE

PAR PORTION : 265 calories, 20 g de protéines, 29 g de glucides, 8 g de lipides, 3 g de lipides saturés, 47 mg de cholestérol, 3 g de fibres, 831 mg de sodium

Sauté de crevettes et de légumes

4 PORTIONS

- 170 ml (⅔ tasse) d'eau
- 85 ml (⅓ tasse) de sauce soja légère
- 45 ml (3 c. à soupe) de vin blanc ou de jus d'orange
- 20 g (2 c. à soupe) de fécule de maïs (Maïzena)
- 1½ c. à thé de gingembre frais, pelé et râpé
- 15 ml (1 c. à soupe) d'huile végétale
- 2 gousses d'ail, émincées
- 450 g de grosses crevettes, décortiquées et déveinées
- 2 brocolis (4 tasses) de fleurettes de brocoli frais
- 1 gros poivron rouge (200 g), coupé en lanières
- 1 gros poivron jaune (200 g), coupé en lanières
- 110 g de pois gourmands
- ½ boîte (½ tasse) d'épis de maïs miniatures, égouttés
- ½ boîte (½ tasse) de châtaignes d'eau tranchées
- 4 oignons verts, coupés en diagonales en tronçons de 5 cm

1. Dans un petit bol, mélangez l'eau, la sauce soja, le vin, la fécule et le gingembre jusqu'à ce que la préparation soit homogène. Réservez.

2. Dans un grand wok ou une grande poêle, chauffez l'huile à feu moyen-vif. Faites sauter l'ail environ 2 min ou jusqu'à ce qu'il ramollisse. Faites sauter les crevettes environ 3 min. Retirez-les à l'aide d'une cuiller à égoutter. Faites sauter le brocoli environ 2 min ou jusqu'à ce qu'il soit d'un beau vert vif. Faites sauter les poivrons et les pois environ 1 min ou jusqu'à ce qu'ils soient tendres mais encore croquants.

3. Remettez les crevettes dans le wok. Ajoutez le maïs, les châtaignes d'eau et les oignons verts. Versez la sauce réservée et faites sauter environ 1 min ou jusqu'à ce que la sauce se mette à bouillir et épaississe.

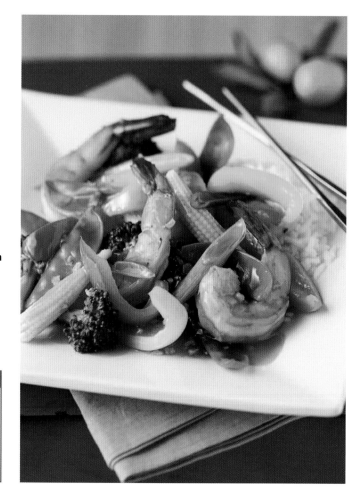

VALEUR NUTRITIONNELLE

PAR PORTION : 265 calories, 29 g de protéines, 23 g de glucides, 6 g de lipides, 1 g de lipides saturés, 172 mg de cholestérol, 4 g de fibres, 992 mg de sodium

Poêlée de crabe, d'artichauts et de riz

6 PORTIONS

- 15 ml (1 c. à soupe) d'huile d'olive
- 3 gousses d'ail, émincées
- ½ poivron vert moyen (100 g), haché
- 1 oignon moyen (150 g), haché
- 5 g (2 c. à soupe) de persil haché
- 1 boîte (398 ml) de sauce tomate ou à spaghetti
- 1 boîte (398 ml) d'artichauts, égouttés (liquide réservé) et coupés en quatre
- ½ bocal de petites olives noires (30 environ), égouttées, liquide réservé
- 1 boîte (225 g) de simili-crabe
- 640 g (4 tasses) de riz blanc ou brun, cuit

1. Dans une grande poêle, chauffez l'huile et faites-y sauter l'ail, le poivron et l'oignon jusqu'à tendreté.

2. Ajoutez le persil, la sauce, les artichauts avec leur liquide, les olives avec leur liquide et le crabe.

3. Faites réchauffer à feu moyen. Incorporez le riz.

VALEUR NUTRITIONNELLE
PAR PORTION : 285 calories, 10 g de protéines, 53 g de glucides, 6 g de lipides, 1 g de lipides saturés, 5 mg de cholestérol, 9 g de fibres, 625 mg de sodium

Casserole de morue au four

4 PORTIONS

- 2 grosses pommes de terre rouges (450 g), coupées en tranches de 2 cm
- 1 oignon (150 g), tranché fin
- 15 ml (1 c. à soupe) d'huile d'olive
- ½ c. à thé de sel
- 4 tomates italiennes, épépinées et grossièrement hachées
- 3 gousses d'ail, émincées
- ½ c. à thé d'origan séché, émietté
- 75 g (1½ tasse) de feuilles de roquette
- 500 g de morue, flétan ou autre poisson blanc à chair ferme, coupé en morceaux de 5 cm

1. Préchauffez le four à 180 °C (350 °F).

2. Dans un plat allant au four de 30 x 20 x 5 cm, mélangez les pommes de terre, l'oignon, l'huile et ¼ c. à thé de sel. Faites cuire 20 min, en remuant une fois.

3. Incorporez les tomates, l'ail et l'origan. Disposez les feuilles de roquette sur les légumes en une couche uniforme. Recouvrez du poisson et saupoudrez de ¼ c. à thé de sel. Couvrez de papier d'aluminium et faites cuire de 15 à 18 min ou jusqu'à ce que le poisson soit cuit. Déposez dans des assiettes et nappez du jus de cuisson.

VALEUR NUTRITIONNELLE
PAR PORTION : 210 calories, 22 g de protéines, 21 g de glucides, 5 g de lipides, 1 g de lipides saturés, 43 mg de cholestérol, 4 g de fibres, 363 mg de sodium

Plats principaux/Salades

Salade Waldorf

4 PORTIONS

- 1 pomme (200 g) acide sucrée(à chair ferme et juteuse), hachée
- 15 ml (1 c. à soupe) de jus de citron
- 2 c. à soupe de mayonnaise à faible teneur en gras
- 2 c. à soupe de yogourt nature sans gras
- 1 branche de céleri, hachée
- ¼ tasse de raisins rouges (20 environ), sans pépins
- 20 g (2 c. à soupe) de noix hachées

1. Arrosez la pomme de jus de citron. Dans un petit bol, mélangez la mayonnaise et le yogourt.

2. Dans un saladier, mélangez la pomme, le céleri, les raisins et les noix. Arrosez de sauce et remuez.

VALEUR NUTRITIONNELLE

PAR PORTION : 95 calories, 2 g de protéines, 10 g de glucides, 3 g de lipides, 0 g de lipides saturés, 0 mg de cholestérol, 2 g de fibres, 70 mg de sodium

---

Salade de haricots noirs à la mode du Sud-Ouest

10 PORTIONS

- 2 boîtes (540 ml chacune) de haricots noirs, égouttés et rincés
- 1 boîte (540 ml) de grains de maïs, égouttés
- 2 c. à thé d'ail émincé
- 1 poivron vert ou rouge moyen (200 g), haché
- ½ oignon moyen, émincé
- 125 ml (½ tasse) de jus de citron vert
- 2 c. à thé de cumin
- 2 c. à thé d'origan séché
- 5 g (2 c. à soupe) de persil haché
- 1 c. à thé de piment fort broyé (facultatif)
- 60 g (½ tasse) d'orge cuite (facultatif)

1. Dans un grand bol, mélangez les haricots, le maïs, l'ail, le poivron, l'oignon, le jus de citron vert, le cumin, l'origan, le persil, le piment fort (si désiré) et l'orge (si désiré).

2. Mélangez bien et servez froid ou réchauffé.

VALEUR NUTRITIONNELLE

PAR PORTION : 120 calories, 7 g de protéines, 23 g de glucides, 0 g de lipides, 0 g de lipides saturés, 0 mg de cholestérol, 7 g de fibres, 135 mg de sodium

---

Salade de thon à la Provençale

55 g de haricots verts frais

225 g de salade mesclun

1 c. à soupe de persil haché

1 c. à soupe de ciboulette émincée

1 petit oignon rouge (100 g), tranché fin

2 gousses d'ail, hachées

30 ml (2 c. à soupe) d'huile d'olive extravierge

15 ml (1 c. à soupe) de vinaigre de vin rouge

Le jus de ½ citron

Sel et poivre fraîchement moulu, au goût

1 boîte (540 ml) de haricots cannellinis, égouttés et rincés

12 radis, tranchés fin

1 boîte (170 g) de thon dans l'eau, égoutté

7 tomates cerises

1 poivron rouge (200 g), épépiné et tranché fin

1 poivron jaune (200 g), épépiné et tranché fin

1 poivron vert (200 g), épépiné et tranché fin

8 olives noires

Feuilles de basilic frais

1. Placez une marguerite dans une grande casserole remplie de 5 cm d'eau et portez à ébullition à feu vif. Faites cuire les haricots à la vapeur jusqu'à ce qu'ils soient tendres.

2. Dans un grand bol, mélangez la salade, le persil, la ciboulette et l'oignon.

3. Dans un petit bol, mélangez l'ail, l'huile, le vinaigre et le jus de citron. Salez et poivrez. Versez les deux tiers de la sauce sur la salade et remuez.

4. Disposez les haricots verts, les cannellinis, les radis, le thon, les tomates, les poivrons et les olives sur la salade. Arrosez du reste de sauce et garnissez de basilic.

VALEUR NUTRITIONNELLE

PAR PORTION : 300 calories, 24 g de protéines, 31 g de glucides, 10 g de lipides, 1 g de lipides saturés, 24 mg de cholestérol, 10 g de fibres, 235 mg de sodium

Plat principaux/Végétarien

Poivrons farcis au couscous

6 PORTIONS

- 6 gros poivrons (1,2 kg)
- 15 ml (1 c. à soupe) d'huile végétale
- 1 petite courgette (150 g), hachée fin
- 2 gousses d'ail, émincées
- 15 ml (1 c. à soupe) de jus de citron frais
- 320 g (2 tasses) de couscous, cuit
- 1 boîte (540 ml) de pois chiches, égouttés et rincés
- 1 tomate mûre, épépinée et hachée fin
- 1 c. à thé d'origan séché, émietté
- ½ c. à thé de sel
- ¼ c. à thé de poivre, fraîchement moulu
- 60 g (½ tasse) de féta, émiettée

1. Coupez l'extrémité des poivrons pour en faire des chapeaux. Retirez les membranes et les graines à la cuiller. Dans une grande casserole d'eau bouillante légèrement salée, faites cuire les poivrons 5 min. Égouttez-les.

2. Préchauffez le four à 180 °C (350 °F). Chauffez l'huile à feu moyen dans une casserole moyenne. Faites-y revenir la courgette et l'ail 2 min. Incorporez le jus de citron. Faites cuire 1 min et retirez du feu. Incorporez le couscous, les pois chiches, la tomate, l'origan, le sel et le poivre, puis la féta.

3. Farcissez les poivrons de la préparation au couscous et disposez-les verticalement dans un plat peu profond allant au four. Couvrez des chapeaux et faites cuire environ 20 min ou jusqu'à ce que la farce soit chaude.

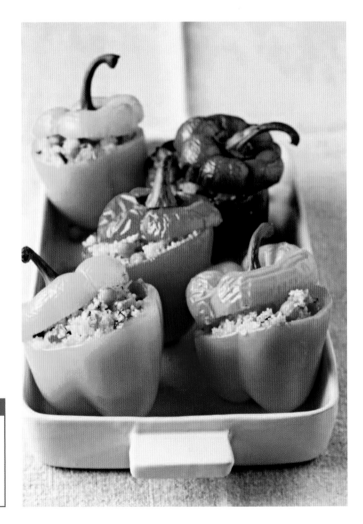

VALEUR NUTRITIONNELLE

PAR PORTION : 205 calories, 8 g de protéines, 36 g de glucides, 4 g de lipides, 1 g de lipides saturés, 3 mg de cholestérol, 7 g de fibres, 307 mg de sodium

Pennes à la sauce tomate fraîche et à l'aubergine grillée

4 PORTIONS

- 1 **aubergine (450 g), coupée sur la longueur en tranches de 2 cm**
- ½ **c. à thé de sel**
- 30 **ml (2 c. à soupe) d'huile d'olive**
- 4 **gousses d'ail, tranchées fin**
- 7-10 **tomates italiennes mûres (700 g), coupées en deux, épépinées et hachées grossièrement**
- 1 **c. à thé d'origan frais haché ou ½ c. à thé d'origan séché, émietté**
- 10 **ml (2 c. à thé) de vinaigre balsamique**
- ½ **c. à thé de sucre**
- 225 **g (½ boîte) de pennes**
- 45 **g (¼ tasse) de parmesan en copeaux ou râpé**

1. Saupoudrez l'aubergine de ¼ c. à thé de sel. Faites-la dégorger au moins 30 min.

2. Entre-temps, chauffez l'huile à feu moyen-doux dans une grande poêle antiadhésive. Faites revenir l'ail 1 min, en remuant. Ajoutez les tomates, l'origan et ¼ c. à thé de sel. Montez le feu à moyen et faites cuire environ 6 min, ou jusqu'à ce que les tomates ramollissent. Incorporez le vinaigre et le sucre, et faites cuire 30 secondes de plus.

3. Préchauffez le barbecue ou le gril. Rincez et épongez l'aubergine. Pulvérisez les deux côtés des tranches d'un peu d'enduit à cuisson. Faites griller sur le barbecue ou à 10 cm du gril environ 5 min par côté ou jusqu'à ce que la chair soit tendre ou zébrée de noir (barbecue). Laissez refroidir légèrement.

4. Entre-temps, faites cuire les pâtes suivant le mode d'emploi du fabricant. Égouttez et mélangez avec la préparation aux tomates. Hachez grossièrement l'aubergine et ajoutez-la aux pâtes, puis incorporez le fromage. Servez chaud ou à température ambiante.

VALEUR NUTRITIONNELLE

PAR PORTION : 360 calories, 13 g de protéines, 59 g de glucides, 10 g de lipides, 2 g de lipides saturés, 4 mg de cholestérol, 7 g de fibres, 406 mg de sodium

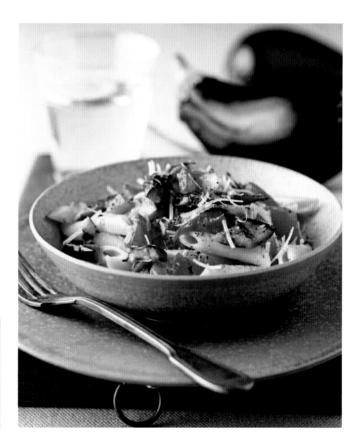

Rigatoni aux rapinis, tomates cerises et ail rôti

4 PORTIONS

340 g (¾ boîte) de rigatonis

  2 petites bottes de rapinis, tiges dures ôtées et feuilles coupées en morceaux de 2 cm

 15 ml (1 c. à soupe) d'huile d'olive

  1 oignon rouge (150 g), coupé en deux et tranché fin

  1 poivron jaune (200 g), épépiné et coupé en fines lanières sur la longueur

  2 oignons verts, tranchés fin en diagonale

 70 g (½ tasse) de raisins secs dorés

 ¼ c. à thé de flocons de piment rouge

 ¼ c. à thé de sel

  8 gousses d'ail, rôties

 12 tomates cerises, coupées en deux

  1 pincée de muscade

 ¼ c. à thé de poivre fraîchement moulu

 40 g (¼ tasse) de parmesan râpé

1. Faites cuire les rigatonis suivant le mode d'emploi du fabricant. Ajoutez le rapini 5 min avant la fin de la cuisson. Égouttez.

2. Entre-temps, dans une grande poêle antiadhésive, chauffez l'huile à feu moyen. Faites revenir l'oignon, le poivron, les oignons verts, les raisins, les flocons de piment et le sel environ 4 min, ou jusqu'à ce que les légumes soient tendres mais encore croquants. Ajoutez l'ail et faites sauter 1 min. Retirez du feu.

3. Remettez les pâtes et les rapinis dans la casserole. Incorporez la préparation de poivrons, les tomates et la muscade. Poivrez et garnissez de fromage.

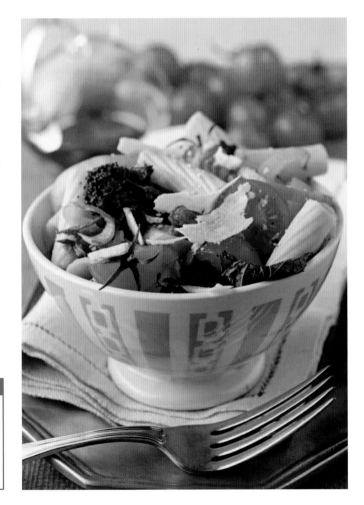

VALEUR NUTRITIONNELLE

PAR PORTION : 515 calories, 21 g de protéines, 98 g de glucides, 7 g de lipides, 2 g de lipides saturés, 4 mg de cholestérol, 6 g de fibres, 506 mg de sodium

Nouilles de sarrasin, tofu et légumes verts

4 PORTIONS

- 15 ml (1 c. à soupe) d'huile végétale
- 4 oignons verts, hachés
- 4 gousses d'ail, émincées
- 1 courgette moyenne, coupée en deux sur la longueur, puis en travers en tranches de 0,5 cm
- 125 ml (½ tasse) de bouillon de légumes ou de bouillon de poulet, sans gras, hyposodique
- 30 ml (2 c. à soupe) de sauce soja hyposodique
- 2 c. à thé de fécule de maïs (Maïzena)
- 10 ml (1 c. à thé) d'huile de sésame grillé
- 170 g (⅓ boîte) de tofu extra-ferme, égoutté et coupé en cubes
- 170 g (½ boîte) de nouilles de sarrasin (soba) ou de blé entier
- 1 bouquet (1 tasse) de cresson tassé, tiges dures ôtées (ou d'épinards frais hachés)
- 5 g (2 c. à soupe) de coriandre hachée

1. Dans une grande poêle antiadhésive, chauffez l'huile à feu moyen-vif. Réservez une partie du vert des oignons pour la garniture. Faites sauter l'ail, la courgette et les oignons verts dans la poêle 5 min ou jusqu'à tendreté.

2. Entre-temps, dans un petit bol, battez au fouet le bouillon, la sauce soja, la fécule et l'huile de sésame jusqu'à ce que la préparation soit homogène.

3. Incorporez le tofu et la préparation au bouillon dans la poêle. Portez à ébullition et, en remuant constamment, faites cuire 1 à 2 min ou jusqu'à ce que la sauce épaississe. Retirez du feu.

4. Faites cuire les nouilles suivant le mode d'emploi du fabricant. Égouttez en réservant 1 tasse (250 ml) du liquide de cuisson. Rincez sous l'eau froide.

5. Dans un grand bol, mélangez les nouilles, la préparation de pâtes, le cresson, la coriandre et le liquide réservé. Remuez délicatement et garnissez du vert d'oignon.

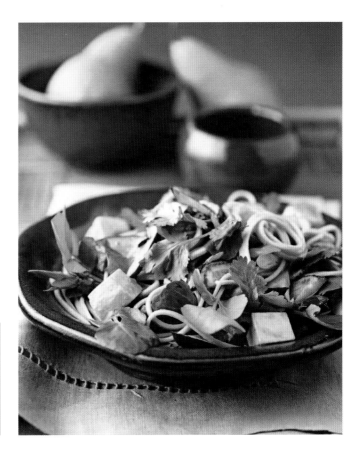

VALEUR NUTRITIONNELLE

PAR PORTION : 260 calories, 14 g de protéines, 40 g de glucides, 7 g de lipides, 1 g de lipides saturés, 0 mg de cholestérol, 7 g de fibres, 642 mg de sodium

Plats d'accompagnement

Casserole de courgettes et de tomates

8 PORTIONS

- 100 g (1 tasse) de chapelure assaisonnée
- 40 g (¼ tasse) de parmesan
- 1-2 c. à thé de poudre d'ail
- Sel et poivre fraîchement moulu, au goût
- 3-4 courgette moyennes (600 à 800 g), pelées et coupées en tranches de 0,5 cm
- 1 gros oignon, tranché fin
- 4-5 grosses tomates (800 g-1 kg), pelées et coupées en tranches de 0,5 cm
- 30 ml (2 c. à soupe) d'huile d'olive

1. Préchauffez le four à 180 °C (350 °F). Pulvérisez d'enduit à cuisson un plat de 2 litres allant au four .

2. Dans un bol moyen, mélangez la chapelure, le fromage, la poudre d'ail, le sel et le poivre.

3. Disposez une couche de courgettes dans le fond du plat. Recouvrez d'une couche d'oignons, puis de tomates. Saupoudrez de quelques cuillerées à soupe de mélange de chapelure. Continuez d'alterner les couches, en terminant par les tomates et la chapelure. Arrosez d'un filet d'huile d'olive. Couvrez et faites cuire environ 45 min, ou jusqu'à ce que les légumes soient tendres.

VALEUR NUTRITIONNELLE
PAR PORTION : 105 calories, 4 g de protéines, 13 g de glucides, 4 g de lipides, 1 g de lipides saturés, 0 mg de cholestérol, 3 g de fibres, 78 mg de sodium

Casserole de haricots verts

6 PORTIONS

- 1 kg (2 sachets) de haricots verts, surgelés
- 1 boîte (284 ml) de crème de champignons sans gras
- 125 ml (½ tasse) de lait écrémé
- 20-30 g (2-3 c. à soupe) d'oignon déshydraté
- 80 g (⅓ tasse) d'oignons frits en boîte, écrasés

1. Préchauffez le four à 180 °C (350 °F).

2. Dans une casserole de 2 litres, mélangez les haricots verts, la crème de champignons, le lait et l'oignon. Faites cuire environ 30 min. Remuez, garnissez d'oignons frits et poursuivez la cuisson 5 min.

VALEUR NUTRITIONNELLE
PAR PORTION : 90 calories, 3 g de protéines, 13 g de glucides, 3 g de lipides, 1 g de lipides saturés, 2 mg de cholestérol, 16 g de fibres, 360 mg de sodium

Petits pois aux oignons

4 PORTIONS

- 1½ **tasse de petits oignons perlés**
- 250 **ml (1 tasse) d'eau**
- 1 **c. à thé de sel**
- 300 **g (2 tasses) de petits pois frais**
- 15 **g (1 c. à soupe) de margarine à tartiner, légère**
- 1 **c. à soupe de romarin frais, haché**
- ¼ **c. à thé de poivre fraîchement moulu**

1. Pelez les oignons. Dans une grande poêle, portez à ébullition l'eau et le sel. Baissez le feu à moyen, ajoutez les oignons et faites cuire 8 min à couvert.

2. Écossez les pois. Jetez-les dans la poêle, portez à ébullition, et faites cuire 7 à 9 min à couvert.

3. Entre-temps, dans une petite casserole, faites fondre la margarine à feu doux. Ajoutez le romarin et faites cuire 2 à 3 min.

4. Égouttez les pois et les oignons. Arrosez de margarine au romarin, poivrez et remuez délicatement.

VALEUR NUTRITIONNELLE

PAR PORTION : 106 calories, 5 g de protéines, 16 g de glucides, 5 g de lipides, 1 g de lipides saturés, 0 mg de cholestérol, 5 g de fibres, 70 mg de sodium

Épinards vapeur au sésame

4 PORTIONS

- 500 **g d'épinards frais (2½ paquets), tiges ôtées**
- 1 **pincée de flocons de piment rouge**
- ½ **c. à thé d'huile de sésame grillé**
- 5 **ml (1 c. à thé) de jus de citron frais**
- 10 **g (1 c. à soupe) de graines de sésame, rôties**
- 1 **c. à thé de sel**

1. Placez une marguerite dans une casserole moyenne remplie de 5 cm d'eau. Faites cuire les épinards et les flocons de piment 3 min, ou jusqu'à tendreté.

2. Déposez dans un bol de service. Ajoutez l'huile, le sel et le jus de citron, et remuez. Parsemez de graines de sésame.

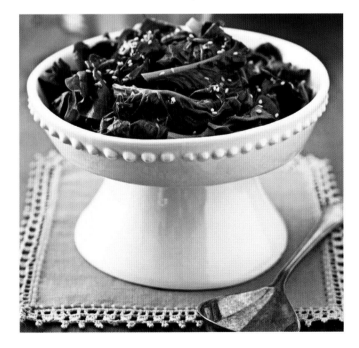

VALEUR NUTRITIONNELLE

PAR PORTION : 35 calories, 3 g de protéines, 4 g de glucides, 2 g de lipides, 0 g de lipides saturés, 0 mg de cholestérol, 3 g de fibres, 90 mg de sodium

Salade de légumes grillés

6 PORTIONS

- **1 petite aubergine (325 g)**
- **1 petit bulbe de fenouil (170 g), paré**
- **1 courge d'été (175 g), moyenne**
- **1 courgette (175 g), moyenne**
- **½ c. à thé de sel**
- **1 petit poivron rouge (200 g), coupé en deux sur la longueur et épépiné**
- **3 tomates italiennes, coupées en deux sur la longueur et épépinées**
- **30 ml (2 c. à soupe) d'huile d'olive**
- **2 gousses d'ail, émincées**
- **1 c. à thé de marjolaine fraîche hachée fin ou ½ c. à thé de marjolaine séchée, émiettée**
- **7,5 ml (1½ c. à soupe) de vinaigre balsamique**

1. Préchauffez le gril à feu moyen-vif. Coupez l'aubergine, le fenouil, la courge et la courgette en tranches de 1,5 cm, sur la longueur. Saupoudrez de ¼ c. à thé de sel et pulvérisez généreusement d'enduit à cuisson.

2. Faites griller le poivron, côté peau contre la grille, 3 ou 4 min ou jusqu'à ce qu'il noircisse et forme des cloques. Retirez du feu.

3. Faites griller sur un côté l'aubergine, le fenouil, la courge et la courgette environ 4 min ou jusqu'à ce que leur chair soit zébrée de noir mais encore bien ferme. Retournez les légumes et faites-les cuire sur l'autre côté jusqu'à ce qu'ils soient tout juste tendres, soit environ 3 min pour la courge et la courgette, et 5 à 6 min de plus pour l'aubergine et le fenouil. Retirez du feu.

4. Pulvérisez d'enduit à cuisson la partie coupée des tomates. Faites griller, côté coupé contre la grille, environ 3 min ou jusqu'à ce que la chair soit zébrée de brun.

5. Dans une petite poêle, chauffez l'huile à feu moyen. Faites sauter l'ail et le romarin avec ¼ c. à thé de sel environ 1 min.

6. Pelez les poivrons grillés et coupez-les en lanières. Coupez les autres légumes en morceaux de la grosseur d'une bouchée. Déposez dans un bol moyen et arrosez de la préparation à l'huile et au vinaigre. Remuez et servez à température ambiante.

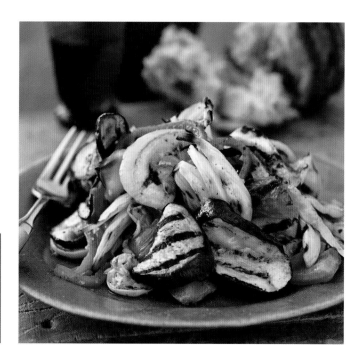

VALEUR NUTRITIONNELLE

PAR PORTION : 85 calories, 2 g de protéines, 10 g de glucides, 5 g de lipides, 1 g de lipides saturés, 0 mg de cholestérol, 4 g de fibres, 211 mg de sodium

Salade de chou à l'ananas

8 PORTIONS

- 1 sachet (170 g) de salade de chou
- 1 poivron vert (200 g), haché fin
- 1 boîte (398 ml) d'ananas broyé, non sucré, et le jus
- 30 g (2 c. à soupe) de mayonnaise sans gras
- 5 ml (1 c. à soupe) de vinaigre de vin
- 1 c. à thé de moutarde de Dijon ou au miel
- 2 sachets de Splenda ou d'Equal (sucralose)
  Sel et poivre fraîchement moulu, au goût

1. Dans un grand bol, mélangez la salade de chou, le poivron vert et l'ananas avec son liquide.

2. Dans un petit bol, mélangez la mayonnaise, le vinaigre, la moutarde, l'édulcorant, le sel et le poivre. Ajoutez à la préparation au chou et remuez bien. Réfrigérez quelques heures ou toute une nuit. Remuez bien avant de servir

VALEUR NUTRITIONNELLE

PAR PORTION : 60 calories, 1 g de protéines, 12 g de glucides, 0 g de lipides, 0 g de lipides saturés, 0 mg de cholestérol, 2 g de fibres, 10 mg de sodium

Carottes rôties au romarin

6 PORTIONS

- 4 grosses carottes (500 g), pelées et coupées en 5 bâtonnets de 0,5 cm
- ¼ c. à thé de sel
- 15 ml (1½ c. à thé) d'huile d'olive
- 1 c. à thé de romarin frais émincé ou ½ c. à thé de romarin séché, émietté

1. Préchauffez le four à 200 °C (400 °F).

2. Empilez les carottes sur une plaque à pâtisserie, salez et arrosez d'huile, puis remuez délicatement. Étalez les carottes en une seule couche.

3. Faites rôtir 10 min. Incorporez le romarin et poursuivez la cuisson 7 à 10 min, ou jusqu'à ce que les carottes soient tendres, mais encore croquantes et légèrement dorées par endroits.

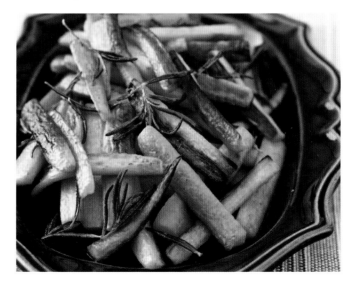

VALEUR NUTRITIONNELLE

PAR PORTION : 45 calories, 1 g de protéines, 8 g de glucides, 1 g de lipides, 0 g de lipides saturés, 0 mg de cholestérol, 2 g de fibres, 136 mg de sodium

Salade de pommes de terre, vinaigrette à la moutarde de Dijon

6 PORTIONS

- 7-8 petites pommes de terre rouges (750 g), grattées et coupées en quatre
- ½ c. à thé de sel
- 4 tranches de bacon de dinde
- 1 petit oignon (100 g), haché
- 60 ml (¼ tasse) de vinaigre de cidre
- 25 g (2 c. à soupe) de sucre
- 1 c. à soupe de moutarde à l'ancienne
- 5 ml (1 c. à thé) d'huile d'olive
- ½ c. à thé de poivre fraîchement moulu
- ¼ tasse de cornichons sucrés (10 petits), hachés fin
- ¼ tasse de poivron rouge (60 g), haché fin
- 10 g (¼ tasse) de persil

1. Mettez les pommes de terre dans une grande casserole et couvrez-les d'eau. Ajoutez ¼ c. à thé de sel et portez à ébullition à feu vif. Baissez le feu à moyen et faites cuire 10 min ou jusqu'à ce que les pommes de terre soient tendres. Égouttez et réservez au chaud.

2. Entre-temps, coupez le bacon au milieu et faites-le cuire dans une poêle antiadhésive profonde jusqu'à ce qu'il soit croustillant. Égouttez-le sur du papier absorbant et émiettez-le. Faites dorer l'oignon environ 7 min.

3. Mettez le vinaigre, le sucre, la moutarde, l'huile, le poivre et ¼ c. à thé de sel dans un pot, agitez pour mélanger, puis versez dans la poêle en battant. Portez à ébullition et faites cuire 2 min ou le temps que les ingrédients libèrent leur arôme. Ajoutez les pommes de terre, les cornichons, le poivron rouge et la moitié du bacon. Faites cuire, en remuant, environ 2 min, ou jusqu'à ce que les pommes de terre soient chaudes et bien enrobées de sauce. Saupoudrez de persil et du reste de bacon. Servez chaud ou à température ambiante.

VALEUR NUTRITIONNELLE

PAR PORTION : 190 calories, 5 g de protéines, 36 g de glucides, 3 g de lipides, 1 g de lipides saturés, 7 mg de cholestérol, 3 g de fibres, 597 mg de sodium

Pommes de terre à la normande

8 PORTIONS

- 4 oignons, tranchés fin
- 125-180 ml (½ à ¾ tasse) de bouillon de poulet
- 1 boîte de lait concentré, sans gras
- 6 pommes de terre moyennes (750 g), pelées et tranchées
- Sel et poivre fraîchement moulu, au goût
- 1 pincée de paprika

1. Préchauffez le four à 220 °C (425 °F). Pulvérisez d'enduit à cuisson un plat allant au four de 2 litres, peu profond.

2. Dans une poêle antiadhésive, portez à ébullition à feu moyen ½ tasse de bouillon avec les oignons. Baissez le feu et, en remuant à l'occasion, laissez mijoter environ 10 min ou jusqu'à ce que les oignons soient tendres. Ajoutez le lait et chauffez environ 10 min.

3. Disposez la moitié des pommes de terre dans le plat allant au four, salez et poivrez. Recouvrez de la moitié de la préparation aux oignons. Disposez le reste des pommes de terre puis de la préparation aux oignons. Saupoudrez de paprika. Faites cuire à découvert environ 30 min, ou jusqu'à ce que les pommes de terre soient légèrement dorées et tendres sous la pointe d'une fourchette.

VALEUR NUTRITIONNELLE

PAR PORTION : 135 calories, 6 g de protéines, 28 g de glucides, 0 g de lipides, 0 g de lipides saturés, 0 mg de cholestérol, 3 g de fibres, 106 mg de sodium

Purée de pommes de terre au chou et au poireau

8 PORTIONS

- **1 kg de pommes de terre à chair jaune, coupées en quatre**
- **3 boîtes (284 ml chacune) de bouillon de poulet hyposodique, sans gras**
- **3 poireaux moyens (500 g), parés, tranchés fin et rincés**
- **250 ml (1 tasse) de lait semi-écrémé (1 %)**
- **3 gousses d'ail, écrasées**
- **1 feuille de laurier**
- **1 chou vert, trognon ôté et tranché fin**
- **60 ml (¼ tasse) d'eau froide**
- **¼ c. à thé de muscade moulue**
- **¼ c. à thé de sel**
- **¼ c. à thé de poivre blanc**
- **30 g (2 c. à soupe) de beurre non salé**
- **12 g (¼ tasse) de ciboulette émincée**

1. Dans une grande casserole, mettez les pommes de terre et le bouillon, et couvrez-les d'eau. Portez à ébullition et faites cuire 20 à 25 min, ou jusqu'à ce que les pommes de terre soient tendres.

2. Entre-temps, mélangez dans une grande casserole les poireaux, le lait, l'ail et la feuille de laurier. Couvrez et portez à ébullition. Baissez le feu et laissez mijoter 15 à 20 min, ou jusqu'à ce que les poireaux ramollissent. Égouttez, en réservant les poireaux, le lait et l'ail séparément. Jetez la feuille de laurier.

3. Dans la même casserole, mélangez le chou et l'eau. Couvrez et portez à faible ébullition. Faites cuire 10 ou 15 min, ou jusqu'à ce que le chou soit tendre, puis égouttez. Pressez pour éliminer le reste d'eau et hachez fin.

4. Égouttez les pommes de terre et mettez-les dans un grand bol. Ajoutez le lait et l'ail, et écrasez au presse-purée. Incorporez les poireaux, le chou, la muscade, le sel, le poivre et le beurre. Garnissez de ciboulette.

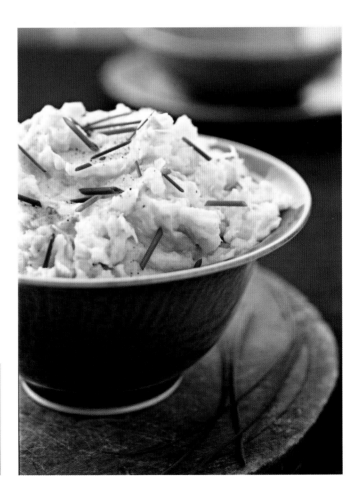

VALEUR NUTRITIONNELLE

PAR PORTION : 165 calories, 6 g de protéines, 29 g de glucides, 4 g de lipides, 2 g de lipides saturés, 9 mg de cholestérol, 3 g de fibres, 379 mg de sodium

Casserole de patates douces aux pacanes

12 PORTIONS

4 tasses de patates douces, cuites (environ 1 kg)

½ tasse de Splenda (sucralose)

4 blancs d'œuf ou ½ tasse de succédané d'œuf liquide

½ c. à thé de sel

5 ml (1 c. à thé) d'extrait de vanille

100 g (½ tasse) de cassonade ou de succédané de sucre brun

25 g (¼ tasse) de pacanes hachées

30 g (¼ tasse) de farine

30 g (2 c. à soupe de margarine à tartiner légère

1. Préchauffez le four à 180 °C (350 °F). Graissez légèrement (ou pulvérisez d'enduit à cuisson) un plat allant au four de 2 litres, peu profond.

2. Passez au robot culinaire ou au mélangeur les patates douces, l'édulcorant, les blancs d'œufs, le sel et la vanille jusqu'à ce que la préparation soit homogène. Déposez à la cuiller dans le plat allant au four.

3. Dans un bol moyen, mélangez la cassonade, les pacanes, la farine et la margarine. Parsemez les patates douces de cette préparation. Pulvérisez à la surface de l'enduit à cuisson à saveur de beurre et faites cuire environ 30 min ou jusqu'à ce que la préparation soit légèrement dorée.

VALEUR NUTRITIONNELLE

PAR PORTION : 150 calories, 3 g de protéines, 27 g de glucides, 2 g de lipides, 0 g de lipides saturés, 0 mg de cholestérol, 2 g de fibres, 172 mg de sodium

Farce à la sauge

4 PORTIONS

2 branches de céleri (½ tasse), haché fin

75 g (½ tasse) d'oignons, hachés

1 c. à soupe de persil, haché

1½ c. à thé de sauge

175 g (2¾ tasse) de cubes de pain sec

375 ml (1½ tasse) de bouillon de poulet

1. Préchauffez le four à 180 °C (350 °F). Pulvérisez d'enduit à cuisson un plat allant au four de 2 litres.

2. Pulvérisez d'enduit à cuisson une poêle antiadhésive moyenne. Faites cuire le céleri et les oignons, en remuant à l'occasion, jusqu'à ce qu'ils soient tendres. Incorporez le persil et la sauge.

2. Mettez les cubes de pain dans le plat allant au four et recouvrez de la préparation aux oignons. Arrosez d'une tasse de bouillon. Remuez délicatement et, si la préparation est trop sèche, ajoutez 125 ml (½ tasse) de bouillon. Faites cuire à découvert 30 min, ou jusqu'à ce que la préparation soit légèrement dorée.

VALEUR NUTRITIONNELLE

PAR PORTION : 70 calories, 3 g de protéines, 13 g de glucides, 1 g de lipides, 0 g de lipides saturés, 0 mg de cholestérol, 1 g de fibres, 305 mg de sodium

Orge au citron et aux graines de tournesol

- 25 ml (2 c. à soupe) d'huile d'olive
- 2 oignons moyens (300 g), hachés fin
- 3 branches de céleri, hachées fin
- 185 g (1 tasse) d'orge perlé, rincé
- 625 ml (2½ tasses) de bouillon de poulet hyposodique
- 1 c. à thé de zeste de citron, râpé fin
- ½ c. à thé d'origan séché
- 1 pincée de sel
- 1 pincée de poivre fraîchement moulu
- 20 g (2 c. à soupe) de graines de tournesol
- 15 ml (1 c. à soupe) de jus de citron frais
- 35 g (¼ tasse) de raisins secs dorés
- 5 g (2 c. à soupe) de persil, haché

1. Dans une grande poêle profonde, chauffez l'huile à feu moyen. Faites sauter les oignons et le céleri environ 7 min, ou jusqu'à ce qu'ils soient tendres et légèrement dorés. Incorporez l'orge et remuez pour bien l'enrober d'huile. Ajoutez le bouillon, le zeste de citron, l'origan, le sel et le poivre.

2. Portez à ébullition et baissez le feu. Couvrez et, en remuant à l'occasion, laissez mijoter environ 40 min ou jusqu'à ce que l'orge soit presque cuite et le liquide presque complètement absorbé.

3. Entre-temps, dans une poêle antiadhésive, faites griller les graines de tournesol à feu moyen, en remuant à l'occasion. Déposez-les dans une assiette.

4. Incorporez le jus de citron et les raisins secs dans la préparation à l'orge. Couvrez, retirez du feu et laissez reposer 5 min. Incorporez les graines de tournesol et le persil, en remuant délicatement.

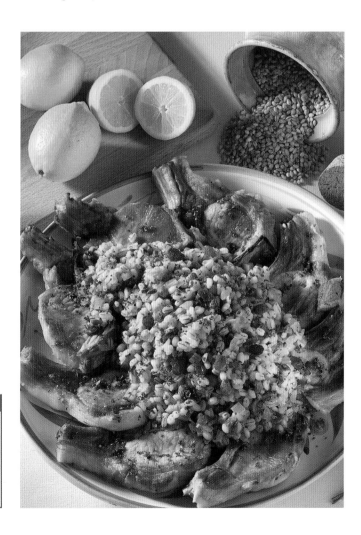

VALEUR NUTRITIONNELLE

PAR PORTION : 170 calories, 4 g de protéines, 28 g de glucides, 5 g de lipides, 1 g de lipides saturés, 0 mg de cholestérol, 5 g de fibres, 71 mg de sodium

Boulgour aux légumes printaniers

6 PORTIONS

- **225 g (1¼ tasse) de boulgour grossier**
- **875 ml (3½ tasses) d'eau**
- **45 ml (3 c. à soupe) de jus de citron frais**
- **1 c. à thé de sel**
- **½ c. à thé de poivre fraîchement moulu**
- **30 ml (2 c. à soupe) d'huile d'olive**
- **2 poireaux (400 g), coupés en deux sur la longueur, puis en travers en morceaux de 2 cm, bien rincés**
- **2 gousses d'ail, émincées**
- **12 pointes d'asperges (475 g), coupées en tronçons de 5 cm**
- **150 g (1 tasse) de petits pois, surgelés**
- **12 g (¼ tasse) de menthe fraîche, hachée**

1. Dans une casserole moyenne, portez l'eau à ébullition. Dans un grand bol résistant à la chaleur, mélangez le boulgour et l'eau. Laissez reposer environ 30 min, ou jusqu'à ce que le boulgour soit tendre, en remuant au bout de 15 min. Égouttez dans un grand tamis fin.

2. Dans un saladier, battez au fouet le jus de citron, le sel, le poivre et 1 c. à soupe d'huile. Ajoutez le boulgour et remuez-le à la fourchette pour le gonfler d'air.

3. Dans une grande poêle, chauffez 1 c. à soupe d'huile à feu moyen. Faites cuire les poireaux environ 5 min ou jusqu'à ce qu'ils soient tendres. Déposez dans un bol.

4. Placez une marguerite dans une grande casserole, ajoutez 5 cm d'eau et faites cuire les asperges 4 min, ou jusqu'à ce qu'elles soient tendres. Trente secondes avant la fin de la cuisson, ajoutez les petits pois. Mélangez les asperges, les petits pois et la menthe avec le boulgour. Servez à température ambiante ou froid.

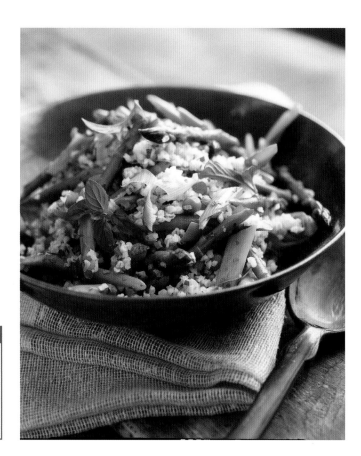

VALEUR NUTRITIONNELLE

PAR PORTION : 185 calories, 6 g de protéines, 32 g de glucides, 5 g de lipides, 1 g de lipides saturés, 0 mg de cholestérol, 8 g de fibres, 330 mg de sodium.

Chili à la dinde

8 PORTIONS

250 g de dinde maigre, hachée

1 oignon moyen (150 g), haché

1 petit poivron vert (150 g), haché

10 g (1 c. à soupe) de poudre de chili, ou au goût

5 g (1 c. à thé) de moutarde sèche

1 boîte (540 ml) de tomates

1 boîte (213 ml) de sauce tomate

1 gousse d'ail, émincée

1 boîte (284 ml) de champignons tranchés ou $\frac{2}{3}$ tasse (150 g) de champignons frais, tranchés

2 boîtes (398 ml chacune) de haricots rognons, égouttés et rincés

1. Pulvérisez une grande poêle d'enduit à cuisson. Faites dorer la dinde. Jetez le gras de cuisson, s'il en reste.

2. Faites cuire 5 min l'oignon, le poivron, la poudre de chili et la moutarde. Ajoutez les tomates, la sauce tomate, l'ail, les champignons et les haricots.

3. Laissez mijoter 30 à 45 min.

VALEUR NUTRITIONNELLE

PAR PORTION : 175 calories, 14 g de protéines, 21 g de glucides, 4 g de lipides, 2 g de lipides saturés, 24 mg de cholestérol, 10 g de fibres, 580 mg de sodium

Ragoût d'orge au bœuf et aux champignons

6 PORTIONS

350 g de ronde de bœuf ou de bœuf à braiser, coupé en cubes de 2 cm

3 oignons moyens (450 g), hachés gros

280 g de champignons (1½ barquette), tranchés

3 grosses carottes (450 g), tranchées

95 g (½ tasse) d'orge perlé, rincé

1¾ litre (7 tasses) de bouillon de bœuf hyposodique

250 ml (1 tasse) de vin rouge sec ou de jus de tomate sans sel ajouté

½ c. à thé de sel

½ c. à thé de poivre fraîchement moulu

150 g (1 tasse) de petits pois surgelés

10 ml (2 c. à thé) de jus de citron frais

1. Pulvérisez une grande casserole d'enduit à cuisson et chauffez à feu moyen-vif, sans faire fumer. Faites dorer le bœuf environ 5 min. À l'aide d'une cuiller à égoutter, déposez-le sur une double couche de papier absorbant.

2. Faites dorer environ 7 min les oignons et les champignons dans le jus de cuisson. Remettez le bœuf dans la casserole. Incorporez les carottes, l'orge, le bouillon, le vin, le sel et le poivre, et portez à ébullition.

3. Baissez le feu à moyen-doux. Laissez mijoter, partiellement couvert, environ 45 min ou jusqu' ce que le bœuf et l'orge soient tendres. Incorporez les petits pois et faites cuire environ 5 min, ou jusqu'à ce qu'ils soient tendres. Retirez du feu et incorporez le jus de citron.

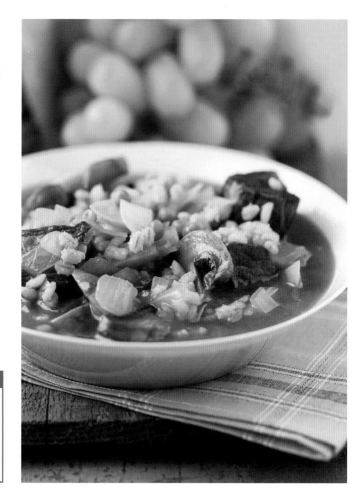

VALEUR NUTRITIONNELLE

PAR PORTION : 255 calories, 19 g de protéines, 29 g de glucides, 5 g de lipides, 1 g de lipides saturés, 26 mg de cholestérol, 6 g de fibres, 341 mg de sodium

Pain de blé et d'avoine au robot-boulanger

16 TRANCHES

- 300 ml (1¼ tasse) d'eau
- 1½ c. à thé de sel
- 35 g (3 c. à soupe) de sucre ou de Splenda (sucralose)
- 25 g (2 c. à soupe) de lait en poudre sans gras
- 30 ml (2 c. à soupe) d'huile
- 40 g (½ tasse) de flocons d'avoine à l'ancienne
- 15 g (2 c. à soupe) de germe de blé
- 25 g (2 c. à soupe) de graines de lin moulues
- 3 c. à soupe de noix, hachées
- 65 g (½ tasse) de farine de blé entier
- 300 g (3 tasses) de farine
- 12 g (2 c. à thé) de levure sèche active

1. Mettez les ingrédients dans le robot-boulanger en suivant le mode d'emploi du fabricant.

2. Réglez l'appareil sur le cycle pain de farine blanche ou complète de 700 g.

VALEUR NUTRITIONNELLE
PAR TRANCHE : 140 calories, 5 g de protéines, 23 g de glucides, 3 g de lipides, 0 g de lipides saturés, 0 mg de cholestérol, 3 g de fibres, 205 mg de sodium

Muffins au son

24 MUFFINS

- 250 ml (1 tasse) de céréales de son)
- 350 g (1½ tasse) de banane écrasée ou de compote de pommes non sucrée
- 60 ml (¼ tasse) de lait écrémé
- 130 g (1 tasse) de farine de blé entier
- 40 g (½ tasse) de flocons d'avoine à l'ancienne
- 13 g (1 c. à soupe) de levure
- ½ c. à thé de bicarbonate de soude
- 20 g (1 c. à soupe) de miel
- 45 g (2 c. à soupe) de mélasse de cuisine
- 1 c. à thé de cannelle
- 2 blancs d'œufs ou 1 œuf entier
- ⅔ tasse de bleuets (myrtilles)

1. Préchauffez le four à 200 °C (400 °F). Pulvérisez d'enduit à cuisson deux moules de 12 muffins ou tapissez-les de moules en papier.

2. Dans un grand bol, mélangez les céréales, la banane et le lait. Laissez reposer environ 5 min.

3. Ajoutez la farine, l'avoine, la levure chimique, le bicarbonate de soude, le miel, la mélasse, la cannelle, les blancs d'œufs et les bleuets (myrtilles) – ou la même quantité de canneberges séchées et de pépites de chocolat), et remuez. Déposez la pâte à la cuiller dans les moules à muffin et faites cuire 20 min.

VALEUR NUTRITIONNELLE
PAR PORTION : 60 calories, 2 g de protéines, 13 g de glucides, 0 g de lipides, 0 g de lipides saturés, 0 mg de cholestérol, 3 g de fibres, 106 mg de sodium

Desserts

Mousse au yogourt et au citron vert

8 PORTIONS

125 ml (½ tasse) d'eau

1 sachet de Jell-O (dessert à la gélatine) au citron vert (lime), sans sucre

500 ml (2 tasses) de yogourt au citron vert (lime) sans sucre et sans gras

250 ml (1 tasse) de garniture fouettée sans gras

1. Dans une petite casserole, portez l'eau à ébullition. Versez dans un bol moyen, ajoutez le Jell-O et remuez pour dissoudre.

2. Incorporez le yogourt en remuant, puis les trois quarts de la garniture.

3. Réfrigérez environ 30 min et servez avec le reste de la garniture.

VALEUR NUTRITIONNELLE

PAR PORTION : 90 calories, 3 g de protéines, 14 g de glucides, 0 g de lipides, 0 g de lipides saturés, 0 mg de cholestérol, 0 g de fibres, 43 mg de sodium

Parfait au chocolat et à la banane

4 PORTIONS

1 sachet de préparation à crème-dessert au chocolat, sans sucre

500 ml (2 tasses) de lait écrémé

1 banane, tranchée

125 ml (½ tasse) de garniture fouettée sans gras ou légère

1 c. à thé de copeaux de chocolat

1. Préparez la crème-dessert selon le mode d'emploi du fabricant. Disposez-la par couches en alternant avec la banane, dans 4 verres à parfait.

2. Ajoutez une bonne cuillerée de garniture fouettée et parsemez de copeaux de chocolat.

VALEUR NUTRITIONNELLE

PAR PORTION : 150 calories, 5 g de protéines, 30 g de glucides, 0 g de lipides, 0 g de lipides saturés, 3 mg de cholestérol, 0 g de fibres, 395 mg de sodium

Gâteau des anges au citron et aux fraises

PORTIONS 12

- 2 sacs (300 g chacun) de fraises surgelées, décongelées
- 125 ml (½ tasse) de jus d'orange
- 12 blancs de gros œufs, à température ambiante
- 1¼ c. à thé de crème de tartre
- ½ c. à thé de sel
- 250 g (1¼ tasse) de sucre
- 30 g (3 c. à soupe) de zeste de citron, râpé
- 1 c. à thé d'extrait de vanille
- 110 g (1 tasse) de farine

1. Mélangez les fraises et le jus d'orange dans un grand bol et réfrigérez.

2. Préchauffez le four à 160 °C (325 °F). Dans un grand bol, battez au mélangeur les blancs d'œufs, la crème de tartre et le sel jusqu'à consistance mousseuse. Incorporez graduellement le sucre, 2 c. à soupe à la fois, et battez les blancs en neige. Incorporez le zeste de citron et la vanille.

3. Incorporez délicatement la farine dans les blancs d'œufs, 50 g (¼ tasse) à la fois. Déposez à la cuiller dans un moule à cheminée non graissé de 25 x 11 cm. Faites cuire environ 50 min, ou jusqu'à ce que le gâteau reprenne sa forme après une légère pression du doigt.

4. Renversez le moule. (S'il n'est pas muni de pattes, renversez-le sur le goulot d'une bouteille.) Laissez refroidir complètement, puis passez une spatule de métal sur le pourtour du moule et autour de la cheminée pour en détacher le gâteau, puis renversez ce dernier sur une assiette. Servez avec les fraises et le jus.

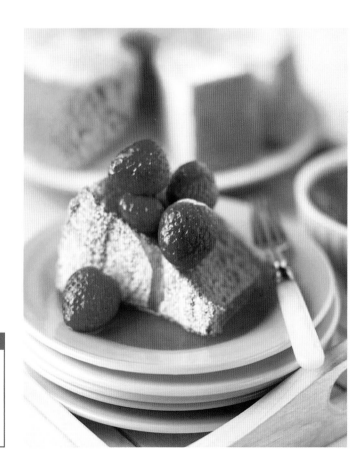

VALEUR NUTRITIONNELLE

PAR PORTION : 160 calories, 5 g de protéines, 35 g de glucides, 0 g de lipides, 0 g de lipides saturés, 0 mg de cholestérol, 1 g de fibres, 153 mg de sodium

Salade de fruits des dieux

12 PORTIONS

- 1 sachet de préparation instantanée pour crème-dessert à la vanille, sans sucre
- 500 ml (2 tasses) de lait écrémé
- 1 boîte (398 ml) de fruits tropicaux dans leur jus, égouttés
- 1 boîte (398 ml) de macédoine de fruits dans leur jus, égouttés
- 1 boîte (398 ml) de morceaux d'ananas dans leur jus, égouttés
- 1 boîte (398 ml) de mandarines dans leur jus, égouttées
- 80 ml (½ tasse) de garniture fouettée sans gras ou légère

1. Dans un grand bol, mélangez la préparation pour crème-dessert et le lait.

2. Incorporez les fruits tropicaux, la macédoine de fruits, l'ananas, les mandarines et la garniture. Réfrigérez jusqu'au moment de servir.

VALEUR NUTRITIONNELLE

PAR PORTION: 145 calories, 3 g de protéines, 35 g de glucides, 0 g de lipides, 0 g de lipides saturés, 0 mg de cholestérol, 2 g de fibres, 32 mg de sodium

Croquant aux pêches

9 PORTIONS

- 4 tasses de pêches fraîches ou surgelées, tranchées
- 150 ml (¾ tasse) de Splenda (sucralose)
- 1 c. à thé de cannelle moulue
- 40 g (½ tasse) de flocons d'avoine à l'ancienne
- 2 c. à soupe de noix, hachées
- 45 g (½ tasse) de miettes de biscuits Graham
- 100 g (½ tasse) de cassonade (sucre brun)
- 30 g (2 c. à soupe) de margarine à tartiner légère

1. Préchauffez le four à 180°C (350°F).

2. Déposez les pêches dans un plat allant au four de 20 x 20 cm et saupoudrez d'édulcorant et de cannelle.

3. Dans un bol moyen, mélangez les flocons d'avoine, les noix, les miettes de biscuits Graham et la cassonade (sucre brun). Incorporez la margarine. Parsemez la préparation de flocons d'avoine sur les pêches et faites cuire 45 min, ou jusqu'à ce qu'elles soient croustillantes.

Suggestion: pour une variante plus rapide, remplacez la garniture par des flocons d'avoine instantanés aux pêches et à la crème.

VALEUR NUTRITIONNELLE

PAR PORTION: 140 calories, 2 g de protéines, 27 g de glucides, 3 g de lipides, 1 g de lipides saturés, 0 mg de cholestérol, 2 g de fibres, 75 mg de sodium

Tarte à la citrouille

8 PORTIONS

Croûte

100 g (1 tasse) de farine

½ c. à thé de sel

90 g (6 c. à soupe) de margarine dure légère, refroidie

30-45 ml (2-3 c. à soupe) d'eau glacée

Garniture

1 boîte (398 ml) de citrouille

1 boîte (385 ml) de lait concentré sans gras

4 blancs d'œufs

18 sachets d'Equal ou ¾ tasse d'Equal Spoonful ou de Splenda (sucralose)

¼ c. à thé de sel

1 c. à thé de cannelle moulue

½ c. à thé de gingembre moulu

½ c. à thé de clou de girofle moulu

1. Préchauffez le four à 220 °C (425 °F).

2. Croûte : mélangez la farine et le sel dans un bol moyen. Incorporez la margarine à l'aide du mélangeur à pâtisserie. Ajoutez graduellement l'eau et remuez pour humecter la préparation. Formez une boule et abaissez en un cercle de 25 cm. Déposez dans un moule à tarte de 22 cm et pincez le bord.

3. Garniture : dans un bol moyen, battez au mélangeur la citrouille, le lait et les blancs d'œufs. Ajoutez l'édulcorant, le sel, la cannelle, le gingembre et le clou de girofle, et mélangez.

4. Versez la garniture sur la croûte et faites cuire 15 min, puis baissez le feu à 180 °C (350 °F) et poursuivez la cuisson 40 min. Laissez refroidir sur une grille.

VALEUR NUTRITIONNELLE

PAR PORTION : 155 calories, 7 g de protéines, 22 g de glucides, 5 g de lipides, 1 g de lipides saturés, 0 mg de cholestérol, 2 g de fibres, 380 mg de sodium

Gâteau de Savoie aux fruits et à la crème

8 PORTIONS

30 g (2 c. à soupe) de confiture de fruits

200 g (1 tasse) de fraises, bleuets (myrtilles) ou framboises, lavés, équeutés et tranchés au besoin

180 ml (¾ tasse) de yogourt brassé à faible teneur en gras (de même saveur que les fruits)

180 ml (¾ tasse) de crème sure (crème aigre) à faible teneur en gras ou sans gras

8 petits gâteaux éponge

1. Mettez la confiture dans un petit plat et passez 1 min au four micro-ondes. Mélangez avec les fruits dans un bol moyen.

2. Dans un petit bol, mélangez le yogourt et la crème sure (crème aigre). Déposez à la cuiller 2 ou 3 c. à soupe de ce mélange sur chacun des gâteaux éponge et garnissez de 2 à 4 c. à soupe de fruits.

VALEUR NUTRITIONNELLE

PAR PORTION : 105 calories, 2 g de protéines, 45 g de glucides, 1 g de lipides, 0 g de lipides saturés, 45 mg de cholestérol, 1 g de fibres, 40 mg de sodium

Index des recettes

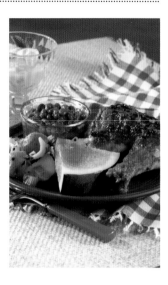

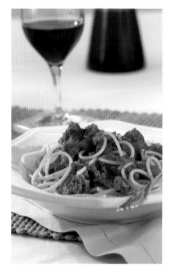

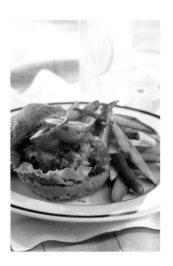

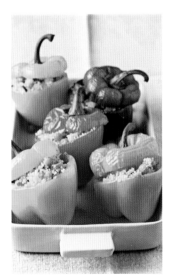

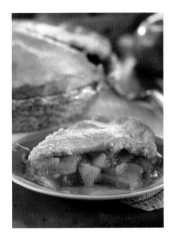

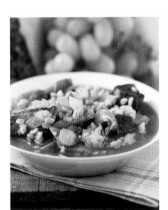

Index général